ひとまずがんの治療を終えたあなたへ

その後の気持ちに対処する方法

フランシス・グッドハート *Dr.Frances Goodbart*
ルーシー・アトキンス *Lucy Atkins*
監修 中村哲也　訳者 釜野さおり、千年よしみ、西村周三

国書刊行会

ひとまず
がんの治療を終えたあなたへ
その後の気持ちに対処する方法

The Cancer Survivor's
Companion

First published in the English language in Great Britain
in 2011 by Piatkus, an imprint of the Little, Brown Book
Group, London

Japanese translation rights arranged with
Little, Brown Book Group Limited
through Japan UNI Agency, Inc., Tokyo

目次

謝辞

まず、カウンセラーの私に精神的な助けを求めてきた勇気と、よくなろうという意志をもつ、がんを経験した皆さんに感謝します。この本の核心は、皆さんが話してくださったこと、皆さんの苦労、偉業、経験にあります。マギーズセンターのバーニー・バーンとケイティ・テイトの助言、提案、熱意に大いに感謝します。本書の草稿を読んでコメントしてくださり、応援してくださったマクミランの臨床心理士のヘザー・ウェルズ博士とニコラ・テイラー博士、常に支えてくださったコンサルタント・臨床心理士のサイモン・デュポン博士、たぐいまれな知識をもった乳がんケアセンターのエマ・ペンネリー博士とマクミラン・がんサポートセンターのトレイシー・ウィリアムズ、私たちと話す時間を作って、激励してくださったトリッシャ・ゴッダード、そして素晴らしいコメントをしてくださったカル・スミスに、感謝の意を表します。

フランシスより：ジム、ジョッシー、ビアトリス、キティに、愛を込めて。パソコンを独占してしまってごめんなさい。

ルーシーより：執筆中に何度も無視してしまった、ジョン、イッジー、サム、テッドへの感謝の気持ちを込めて。

はじめに

“がんと診断され、治療を終えるまでが、がんの一番つらいところだと思っていました。その後の生活に対処していくのがこれほどたいへんで、怖いものだとは思いもしませんでした。がんが取り除かれてからの生活が、それ以前のいろいろな経験と同じくらいつらいと感じることもあるのです”

カール、53歳、腎臓がん

がん、という嵐

がんになる前、あなたは穏やかな天候の下、ボートを漕ぎ、迷うことなくある方向に進んでいます。地図があり、ナビゲーションがあり、必要な設備もあります。他のボートと共に、同じ方向に同じスピードで進む、小艦隊の一部隊かもしれません。人生はまずまず、むしろよいと言えるでしょう。

そこに大きな嵐が襲ってきます。がんです。

ボートはひどい被害を受けます。失われ、壊れた部分もあります。地図も設備もすべて流されてしまいます。嵐の中、あなたは進む方向がまったくわからなくなります。このとき、あなたが一番恐れているのは、ボートがこのまま沈んでしまうのではないかということです。

そこにがんの治療チームがやってきます。あなたの救助艇と救助隊です。あなたのボートにロープをかけ、沈まないようにしてくれます。寄り添い、舵取りをしてくれます。

そして、ゆっくりと海岸まで導いてくれます。海岸までの道のりは、受けた被害より波乱に満ちているかもしれません。しかし、あなたには素晴らしいチームワークの救助隊がいるので、自分はひとりではない、と感じることができます。救助艇があなたのボートを海岸に向かって引いていくと、岸ではあなたの友達や家族が大きく手を振ってあなたの帰りを待っているのが見えます。あなたが無事に戻ってきたので、とにかくホッとしているのです。

ところが、そこまできて、あなたのボートは止まってしまいます。まだ港にはたどり着いていませんが、光が見え、家族や友達が見えます。しかし、あなたは港の入り口のところで停船します。そして救助艇と救助隊はロープを水中に沈め、去って行きます。

あなたは、自分で港まで帰れる、と思うかもしれません。何と言っても、以前はそこにいたのですから。港はすぐそこに見えるのですから。しかし前とは何か違うのです。あなたのボートはまだ壊れています。修理には時間がかかります。新しい地図と設備が必要です。あなたは何度も空を見上げ、あの嵐がまた来るのではないか、と不安になります。まるで何かに取りつかれたかのように、ずっと天気予報に耳を傾けます。台風の情報が入ります。台風が発生したのははるか遠くかもしれませんが、自分の所にやってくるに違いない、と感じてしまいます。

このボートのたとえ話は、少々長いかもしれませんが、がんを経験した人の多くが感じるかもしれない、そして現に感じていることを的確に表しています。今、あなたは取り残されたように感じているかもしれません。この本はそんなあなたの助けになります。あなたの地図、修理道具、道案内なのです。

私たちについて

フランシス・グッドハート

私はイギリスの国民保健サービスの臨床心理士で、20年間にわたり、命に関わる病気と向き合っている人やその家族を相手に働いてきました。マクミラン（訳注：イギリスの２大がんサポート団体のひとつ）の臨床心理士として働いているとき、がんを経験したたくさんの人たち（また、その人たちを大切に思う人たち、場合によっては医療者たち）から、お薦めの本はないか、とよく聞かれました。

その度に私は答えに詰まりました。がんの治療が無事終わった、というのに、なぜこんなにも複雑でつらい気持ちになるのか、ということを一冊で説明する本がなかったのです。つまり私が推薦できる専門的、実用的、問題解決的なガイドブックは存在しなかったのです。そんなある日、25年来の親友で健康に関するテーマを扱う著名なライターのルーシー・アトキンスと話していたとき、答えが見つかりました。がんを経験した人向けのよい本がないのであれば、私たち自身が書く必要がある、と。そうして生まれたのがこの本です。本書で引用している事例は、私自身がカウンセリングで担当したものをもとにしていますが、名前や詳細は、匿名性を確保するために変えてあります。

ルーシー・アトキンス

私は著述業についており、健康をテーマとするライターとして15年間働いてきました。「ガーディアン」や「サンデー・タイムズ」といった新聞に記事を書く際は、医師、科学者、その他の専門家から得た複雑な情報を、読みやすく役に立つメッセージとして書き直す必要がありました。この本は、科学的根拠のある研究や長年の臨床経験に基づいています。でも、味気なく難しいことを聞きたい人はいないでしょう――がんをわずらった後であればなおさらです。私の役目は、この本を、親しみやすく、わかりやすく、実用的なもの、そして何よりも人間味のあるものにすることでした。本書が、あなたが長い間つきあってもいいと思える仲間のようになることを目指しました。

がんのあとの人生

がんの治療がうまくいき無事終了すれば、安堵感、平穏、祝福の気持ちが訪れる、という考えは、がんを経験した多くの人にとって、真実からほど遠いものです。第一、治療が「**いつ**」終わったのかを判断するのも難しいのです。ランニングマシンから解放されて「平常に戻るときが来た」と感じる瞬間は人それぞれです。問題は、この瞬間が訪れると、それまで以上に自分を見失い、孤独や不安を感じるということです。がんの診断と治療のトラウマを経て積み重なった複雑な感情が、いよいよ出てくるときでもあるのです。

今現在、あなたは、体のことや生活の面で、大きな壁にぶつかっているかもしれません。あるいはなんとなく、これからどうしたらいいのか迷ったり不安を感じたりしているかもしれません。でもひとつ確かなことがあります。がんのあと、元の港に戻ってこれまでどおりの生活を続けていく人がひとりいるとすれば、混乱し不安と疲れで港にたどり着けないまま、さまよっている人がひとり、場合によっては複数いるのです。

一般的に信じられていることと、期待

「乳がんの治療が終わったとき、自分が母親になったときのことを思い出しました」とマリリン（62歳、乳がん）は言います。「何ヵ月もの間、ここにたどり着くことを目指して必死でやって

きたのですが、たどり着いてみると、想像していたよりずっとたいへんでした。そして、他の誰もが皆、自分よりうまくやっているように感じました。自分なりのベストを尽くせばいいのだ、と気づくまでには、相当長い時間がかかりました」

がんを乗り切ることは、確かに親になることに少し似ているところがあります。神話と期待に満ちているのです。初めて親になった人たちは、親になると、即、産まれたての赤ちゃんに対して自然に愛情を感じるだろう、と信じているのと同じように、がんの治療を終えようとしている人たちは、治療が終われば喜びに満ちあふれ、わくわくし、体調もよく、「より有意義な人生」を歩みはじめる万全な状態になるだろう、と期待します。

もちろん、産まれたばかりの赤ちゃんを即、愛し、その後やってくる、おむつ替えも、まともに眠れない夜も、無上の喜びと感じ、問題なく過ごしていく親もいるでしょう。あなたもそういう人を知っているかもしれません。同じように、がんを受け止め、治療もその後のいろいろなことも、難なくやり過ごす人もいます。

しかし、ほとんどの人は、そうではないのです。

治療の終了は人生の新たな段階に入ったことを意味します。これは、大きな変化です。浮き沈み——ときには大きなもの、があるのが当然です。あなたは、それを認めたくないかもしれません。あなた自身も、そんなふうに感じるのはいやだ、と思うかもしれません。生活に適応するには、思ったより長くかかるかもしれません。でもひとつだけ確かなことがあります。そう感じるのは、あなただけではないのです。

前立腺がんを経験した68歳のロジャーはこう言います。「身体的にも心理的にもすっかり弱っていると感じているので、そう簡単に力を取り戻すことはできません。自分は強いかもしれないけど、超人ではないでしょう？」

がんは、どんな人の人生にも大きな変化をもたらします。そして、それは突然やってきた、と感じるものです。がんを経験した人の多くは、振り返ってみると、診断までは長くかかっても、診断から治療に入るまでの期間があまりに短いのに驚いた、と口を揃えて言います。

「それは竜巻のようでした」とキャロル（51歳、肺がん）は言います。「金曜日にがんと診断され、週末に治療の種類を検討しろと言われ、月曜日にまた医師のところに行き、水曜日には手術を受けていました」

この真っ最中は、すべてが緊急を要するように感じます。治療についての重要な決断をし、インターネットを検索し、病院のシステムを調べ、家族、友達、職場の人に自分の状況を説明し、荷造りをし、しばらく家を留守にするために細かな調整をする、といったことを、短期間で行わなければなりません。

その後は、何週間あるいは何ヵ月間にもわたる治療に入ります。手術、化学療法、放射線治療、ホルモン療法……、そしてそれにともなうさまざまな副作用。「私はただ機械的に動いていました」とキャロルは語ります。「まるで感情というものを封じ込めてしまったようでした。泣きもしませんでしたし、嘆きもしませんでした。私は会計士で体系立ったものが好きなので、仕事で身につけた技術を使って次はどうするのかを考えました」

こうした過程では、多くの人が、自分がもっているとは知らなかった強さや粘り強さを見いだします。がんという「敵」を、自分のすべてを使ってやっつけることに専念するのです。ある人たちは「戦いの精神」をはぐくみ、治療計画の詳細を自分で調べ、主治医や担当看護師ら（医療チーム）と一丸となって治療に取り組みます。毎日達成可能な小さな目標を立て、受けられる支援を調べあげて実際にそれらを活用し、治療の内容を理解し、たくさん質問して、それらの答えに正面から向き合います。周りからは、勇気がある、強い、とほめられる人たちです。

別の人たちは、医療チームにすべてをゆだねます。多くの情報は求めず、主治医や担当看護師のアドバイスに従い、治療については自分に医療者たちと同じだけ責任がある、とは感じません。静かに穏やかに受け入れるというかたちでトラウマに対処していることを、周りからほめられます。

あなたがこれまでどのように対処してきたとしても、治療を終えてからは、別の問題に向き合うことになります。戦うタイプの人は、突然、何が敵なのかがわからなくなります。情報も得にくくなります。戦いのあと、体はすでに疲れきっています。気持ちの面でのがんの後遺症は、このときにやってくるのです。

静かに向き合うタイプの人は、これまで一緒だった医療チームが突然いなくなったことを、とてもつらく感じるかもしれません。これからはひとりでやっていかなくてはなりません。取り残され、見捨てられ、傷つきやすくなっていると感じるかもしれません。そして、こうした状況は、身体的にも心理的にも疲れきったときにやってきます。それはとてもつらいものです。

私たちは、治療が終わったことを祝うべきではない、と言っているのではありません。あなたは医療チームと一緒に、素晴らしいことをやり遂げたのです。がんを経験した人の多くが、実際、意気揚々とした気分を味わいます。しかし、シャンパンをあけて乾杯し元の生活に落ち着く、というよりも、物事はずっと複雑になる傾向があります。

この本が、できないこと

これらの予想もしていなかった気持ちの上での問題と並行して、医療上や生活上の問題で苦労している人もいるかもしれません。がんそのものや、治療の長期的な影響を受けている人もいるでしょう。（訳注：乳房等の）再建手術や不妊治療をどうするか、考えている人もいるかもしれません。金銭的な問題や仕事の問題もあれば、保険会社とのやりとりなどに時間がかかり、たいへんな思いをしている人もいるかもしれません。これらも、がんの後に直面する重要な課題で、今のあなたの生活に大きな影響をおよぼしているかもしれませんが、この本では扱いません。これらに関しては、（訳注：英語圏では）既に多くの本が出ています。本書の目的はあなたの気持ちの面に焦点を当てることです。

またこの本は、ポジティブ思考を奨めようとするものではありません。がんになったことを天からの恵みだと考えましょう、ということは言いません。自分をラッキーだとか恵まれていると思いなさい、ということも言いません。本書では、あなたが自分自身の考えや気持ちに向き合い、自分が自分に言っていることが本当なのか、現実的なのか、正しいのかを考えることを促します。今のあなたが、布団をかぶって外の世界を遮断してしまいたいという状態であっても、向き合うことを奨めます。でも、明るい所に目を向けなさい、という言い方は絶対にしません。

乳がんを経験したドーン（44歳）はこう語ります。「乳房も髪の毛も自信も自分が誰であるかという感覚もすべて失ったところに、『がんを克服できてあなたはラッキーよ』と、また誰かに言われたら、完全に爆発すると思います」

この本ができること

この本は、がんを経験したことによって起こりうる、さまざまな**感情**に対処する手助けをします。不安、疲労、怒り、うつなどに対処するための、簡単で実用的な方法を紹介します。これらの感情は、がんの治療を終えてからの生活に順応していく際、足かせになる可能性があるからです。

感情に対処するというのは、それらを取り除く、ということではありません。この本を読んだら魔法にかかったように「感情の存在しない世界」に入る、ということはあり得ません。しかし、がんのあとにやってくるつらい気持ちを探って理解し、その気持ちに対処していく方法は身につけることができます。

その過程では、「感情に浸る」「ひとりよがりに考え込む」「つらい過去のことを思い起こさせる」といったことはしません。具体的でわかりやすい方法（科学的研究に基づいた）と、このような感情に対処しやすくするための秘訣や考え方を紹介していきます。

ここに書かれた方法は一晩で効果を現すものではなく、ときには嫌な気持ちになることを完全には防げません。また、紹介する方法の中には今のあなたにとっては不向きでも、後で役立つものもあるかもしれません。ですからこの本を時々読み返すことも価値があります。

これは誰のための本か

この本は、治療を終えたのが数日前、数ヵ月前、あるいは何年も前であったとしても、また、がんを経験したどんな人にとっても、有用です。なんとなく気持ちが重いという人にも、自分を完全に見失っているような人にも、役に立つと思います。

がんを経験した人の家族や友人も、この本から得られるものがあります。大切な人が治療を終えたのであれば、あなた自身もその人と驚くほど似たような感情を経験する可能性が高くなります。これでがんの終点に到達した、と期待していたところに、この「終わり」に対する本人の意外な反応に、あなたは非常にショックを受け、混乱し、心配させられているかもしれません（場合によっては不愉快にさえ、なっているかもしれません）。あなた自身もこの間、たいへんな思いをしてきたのですから、サポートが必要です。この本がその一歩になると思います。本書は、あなたとがんを経験した本人が共に直面していることを理解し、対処あるいは支援する方法を提供します。

最後に、この本は医療者向けでもあります。あなたの患者さんが診察室から出ていったあと、どのような状態になるのかを、詳しく体系的に理解するのに役立ちます。また、その患者さんが治療を終えた直後、あるいは再検査に訪れたときに、苦しんでいて、あなたのアドバイスを必要としている場合に、提案できる方法をまとめています。

端的に言えば、この本はあなたがこれから先を歩んで行く際、あなたを支え、助言する仲間のようなものです。あなたのボートは、以前とは違うと感じるかもしれませんし、周りの風景も変化しているかもしれませんが、あなたのものであることに変わりはありません。大丈夫です、また漕いでいけます。

第１章

不安

“治療中は、これが終わったら、休暇をとって旅行しようねと、夫とふたりで言い続けてきました。ところが実際に終わってみると、本当に終わったとはどうしても思えませんでした。もう以前のように休暇の計画を立てられなくなったのではないか、と心配になりました。でも最悪なのは、お祝いするために、病気になったのではないか、と思ってしまうことでした”

ベリル、71歳、子宮体がん

何がそんなに不安なの？

がんを経験した後に不安を感じるようになるのは、ごく普通のことです。不安になると、夜眠れなくなったり、食べられなくなったり、ハラハラするような感じがしたり、何かとピリピリしたり、パニックになりやすくなったり、いらついたり、なんとなく不快に感じたりします。これらの感覚の程度は、パニックの発作を起こすものから、モヤモヤした感じやなんとなく緊張したような感じが続くものまで、さまざまです。がんの治療を終えても、これらの感情にどう対処したらいいかわからないまま過ごせば、何年も続くことがあります。

でもなぜ？

答えは簡単です。不安というのは、何かに脅かされた、と感じたとき、人間が示す自然で本能的な反応だからです。がんは、誰に対しても、相当強い恐怖感をもたらすものです。

がんと診断されたとき、そして治療中に感じる不安

がんと診断されると、あなたの世界がすべて変わります。まず、たくさんの決断を迫られます。複数の治療方法、５年生存率などのさまざまなデータ、治験や治験結果などの情報が押し寄せてきます。あなたはいろいろなことを決め、情報を取捨選択し、面倒なことと向き合わなければなりません。この状態は言うまでもなく、不安を招き、ストレスになります。

「私は学校で教務主任をやっていて、仕事では日常的に難しい選択や決断をしてきました」と、マルコム（57歳、口腔がん）は言います。「でも自分のがんの治療について決めなければならな

かったときには、緊張し、怖くなって弱気になってしまいました。医師から5分前にいわれたことさえ思い出せなくなりました。どの選択肢も怖く感じ、理性的な決断ができなくなりました。妻と看護師に手を握ってもらい、なだめられながら、そのときをやり過ごしました」

次にやってくる治療の過程では、不快な症状に対処し、慣れない環境――病棟、回復室、放射線治療用の機器、化学療法室など――に向きあう必要が出てきます。注射針、吐き気、病院特有の雑音などの、恐怖をもたらす光景、音、感覚に囲まれることになります。これらはあなたに不安を生じさせるかもしれません。ときにはほんの小さなことがきっかけになることもあります。大腸がんを経験したポール（65歳）は言います。「放射線治療室の扉に貼られている頭蓋骨と骨の形の×印の標識を初めて目にしたとき、自分はこんな所でいったい何をしているのかと思い、本当に逃げ出しそうになりました」

しかし今、これらはすべて終わりました。もう過去のことなのです。あなたはがんをひとまず乗り越えたのです。治療は終わり、再び人生を歩みはじめているのです。それなのに、なぜ、まだ不安になるのでしょう。

不安が消えないとき

今、あなたはおそらく、元の生活に戻ろうとしている時期にあるのだと思います。周りの人たちは、あなたのことを強いとか勇敢だと言っているかもしれません。あなた自身も、あんなにたいへんなことを乗り越えられた自分はすごい！と屋根のてっぺんから叫びたい瞬間もあるでしょう。しかし、がんの恐ろしさをまだ生々しく感じることもあると思います。命に対して、これまでどおりの確信がもてなくなり、この先、自分がどうなるのかの見通しが立たず、とても怖く感じることもあるでしょう。

治療中、あなたは、実は病院の環境や、主治医や担当看護師に慣れてしまっていたのです。逆に、その人たちが、あなたのそばにいて大丈夫だと声をかけてくれたり、応援してくれたりしなくなったことに違和感をもつかもしれません。同時に、治療が終わった今、戦う相手もなくなってしまったのです。数ヵ月、あるいは数年間にわたる戦いを終え、あなたの物事に対処する力は尽きてしまっているでしょう。一言で言えば、あなたは疲れきっているのです。

がんの治療を終える、ということは、一大イベントです。がんの診断や治療を受けることと同じくらい、大きなことなのです。でも、このことに気づく人はほとんどいません。主治医や担当看護師からは、さあ、普通の生活に戻りなさい、という感じで見送られます。あなたの家族や友達も、あなたが喜びに満ちている状態になることを期待します。あなたにはすべてを過去のものとして葬《ほうむ》ることが期待されているのです。

しかし、あなたが生活で焦点を当てることはすっかり変わってしまいました。その変化に対応していくのは、そんなに簡単ではありません。

不安が問題となるのはどんなとき？

不安が問題になるのは、生活に支障が出はじめたときのみです。がんを経験した人のどれほど多くに、この問題が生じているかを知ると驚くかもしれません。

不安が問題になる場合

・不安に取りつかれていると感じる、不安が頭から離れない。
・不安がいっぱいで、他のことに集中できない。
・大きな、重要なことだけでなく、日々の細かなことにも不安になる。
・ここまで不安になるのを止めたい、と感じる。

もしこのような状態であれば、この章に書かれている提案や対処方法が役立つでしょう。

不安を感じてもいい

がんを経験した人は、不安になることを恥ずかしいと感じがちです。不安でいることは、なんとなく「みじめ」で「ばかばかしい」ことであり、弱さの象徴であると考えてしまいます。がんになった人は、治療を無事終えられるように力を貸してくれた医療者、友達や家族のためにも自分は強く幸せであらねばと感じてしまいます。また、くよくよすると物事をかえって悪くするのではないか、回復を遅らせてしまうのではないか、と不安になります。

がんを経験した人は一番親しい相手にも、自分がどれほど不安なのか、ということをなかなか認めることができないものです。とても孤独な状態に置かれているのです。

がんになったほとんどの人がこのような状態を経験します。治療を終えた後の不安に満ちた状態が短くてすむ人もいます。しかし、ほとんどの人は、なかなか不安をぬぐい去ることができません。がんになった人の多くにとって、不安は大きな問題となります。それが日常生活に戻るのに支障をきたす場合もあるのです。

がんの治療後によくある不安

・がんが再発するのではないかと怖くなる（何か大きなことになるのではという恐れ）。
・不安が頭から離れない（診断や治療中に浮かんだ怖い考えやトラウマが再び頭に浮かんでしまう）。
・家族や友達のことが心配だ（負担をかけているのではないか。私がどんな経験をしているのか、わかってくれているのか。なぜもっとじっくりと話し合えないのか）。
・将来のことが心配だ（こんな状態が続けば、自分はどうなるのか。残りの人生、どうやって過ごせばよいのか。また以前の「自分」に戻れるのか）。
・うまくこの状況に対処できていない（私の人生は変わってしまった。副作用や治療の他の影響で苦しんでいる。負担を感じる。孤独だ、時々もう耐えられないと感じる）。

事　例

ビル（49歳、精巣がん）

検査不安

ビルはタクシーの運転手で、妻と3人の子どもがいます。彼は5年前に治療を終えています。私との最初の面談で、ビルは「1年のうち50週間は大丈夫なのです」と話してくれました。「でも、毎年、定期検診の2週間前になると、ノイローゼみたいになってしまいます。自分の殻に閉じこもり、妻と話さなくなり、子どもたちにイライラし、常に『もし再発していたらどうしよう』と考えてしまうのです」

ビルにとって、病院の待合室に行くのはとてもつらいことでした。壁の色、匂い、雑音、すべてがあの厭《いと》わしい過去を思い出させるのです。自分のがんが5年前のことではなく、つい昨日のことのように思われてしまうのです。「自分で自分が本当に嫌になるよ。これを乗り越えなくちゃならないのに」

まず、私はビルに、もし今の自分と同じような状況の友人がいたら、その人にどのような言葉をかけるかをたずねました。「こんな不安は乗り越えなくちゃ」と言いますか？　それとも「心配するのはもっともだよ。あのような経験をして不安を感じない人なんていないよ」と言いますか？

→

私たちの多くは他の人をサポートするのは得意です。でも、いざ自分の不安に対処するときには、友達をサポートするようにはうまくいきません（自分は弱いし、哀れでばか者だ）。そして、えてして厳しく、不当な、あるいは非現実的な目標を設定します（今頃、XやYをやっているはずだった……）。このような考えはただストレスを増やすだけです。

実のところ、ビルは驚くほどうまく対処していたのです。ビルは1年間のうち50週間はがんを過去のものとすることができていたのです。しかし、彼は自分に多くのことを期待し過ぎていました。

次の検診が近づくにつれ、ビルは親友に話しかけるようなつもりで自分に話しかけるようにしました。自分を「弱い」と責める代わりに、自分を元気づけ、不安を受け入れるようにしました。このような過程を経ることで、ビルは、気持ちがずっと穏やかになり、自分の不安を認められるようになった、と言いました。

私はビルと共に、恐れそのものを理解することに取り組みました：「もし再発していたらどうしよう」。この恐れをやわらげるため、ビルは自分に次の3つの質問をしました。

・何か問題があることを示す証拠はあるか。
・不安になるのは、体に問題があるからか。それとも単に検診予約の連絡が来たからか。

➡

・がんは再発していなかったのに、これまでにも、同じような不安を感じたことがなかったか。

この３つの質問に答えたことで、ビルは自分の不安が必ずしもバランスの取れた現実的なものではないことを理解しました。ビルは、不安が自分の考えを極端な方向に導き、恐ろしいものに変え、それを増長していたことに気づきました。

自分の不安を理解する

自分が感じている不安について、時間をとってじっくり考えることは自分を甘やかすことではありません。それはむしろ不可欠なことです。

不安というものが通常どのように作用するかを理解し、自分を困らせているものの正体をつかむことができれば、不安にうまく対処できるようになります。そして、自分の不安、ストレス、びくびくする状態を軽減する簡単な方法を学ぶことができます。もちろん、人生からすべての不安を消すことはできません――残念ながら、そんなことができる人はいないでしょう。でも、考えたくないことやその感情に打ち負かされないように、コントロールすることはできます。

不安はどのように作用するか

他のすべての感情と同じように、不安は４つの要素からなりたっています。

1．自分の思考

2．自分の感情

3．自分の行動

4．自分の体

要するに、これら４つに対処する方法を身につければ、自分で自分をコントロールできると感じられるようになり、不安になることもずっと少なくなります。

不安な気持ち

何かに脅かされたり、自分で対処できる以上の負担を背おったりしたとき、以下のような感情を経験するかもしれません。

・ストレス

・心配

・恐怖感

・パニック

・不安

・イライラ感

・混乱

このような感情は、少しずつ蓄積されていく場合もあれば、あるとき、突然噴出することもあります。またぼんやりと感じられることもあれば、強烈に感じられることもあります。このような感情——不安、ストレス、心配——をどう呼ぶかはあまり重要ではありません。基本的には同じものを指しているからです（これらの感情と若干違う働きをするパニックについては、本書59ページを参照してください）。

重要なのはこのふたつです。

1. あなたは、常にこのように感じているわけではない。

2. 落ち着くために、すぐにできることがある。

不安な気持ちをどのようにコントロールするか

心配するな！　不安になるな！　ストレスをコントロールしなさい！　言うは易し行うは難し、ですね。でもあなたの感じ方を奇跡のように一晩で変える必要はないのです。自分の感情により効果的に対処できるように、自分の気持ちを理解することを学べばよいのです。

最初の一歩はとても簡単です。まず、いつ自分の感情が変化するのかを見極めることを学びます。まあ、大丈夫と感じているときから、不安になったとき、緊張したとき、ストレスを感じたとき、それぞれをしっかり意識するのです。

「私はアルバムに写真を納めながら、穏やかに１日を過ごしていました。そして、ラジオでボビー・ロブソン（訳注：イングランド出身のサッカー選手）が亡くなった、というニュースを聞いたのです」とアーサー（71歳、大腸がん）は話します。「すぐに、うろたえてしまい、何も手につかず、長いことイライラしていました」

最初のステップは、アーサーのように、いつ自分の感情が変化したのか、に気づくことです。その変化が、「自分の感情をコントロールするときが来た」というサインになります（その後は、この章で紹介するテクニックを用いることになります）。

不安なときにしがちな思考（「不安思考」）

「不安思考」は、勝手に暴走し、混乱を生じさせることもあります。この思考は突然浮かんでくるかもしれません。同じ言葉を何度も聞いたり、同じイメージを繰り返し浮かべる人もいます。ほとんどの場合、「不安思考」というのは、うまくいかないかもしれないことに焦点が当てられます。そして、「とても太刀打ちできない」とか「私にはとてもできない」といった思考と結びつきがちです。そして、あなたは取り乱し、無力感に打ちのめされたような気持ちになってしまいます。

最初に知っておくべきこと：
考え、というのは事実ではありません。
「不安思考」は、単にあなたの解釈の結果です。
それは事実ではありません。

例えば、何かの行事の後、「あの人たちに会えて楽しかった。なのに、私はあまりしゃべれなかったし、さえない感じだったかもしれない。もう誘ってもらえないかも……」と思うかもしれません。これは一見事実のようにみえます。しかし、事実ではありません。これは、そのことについての、あなた独自の解釈にすぎないのです。実際には、次の誘いの電話はかかってこないかもしれないし、かかってくるかもしれません。どちらとも言えないのです。

「不安思考」はたいてい偏っており、バランスを欠いています。それは、大きな問題や起きるかもしれない災難といった悪い方向に偏りがちです。「不安思考」に浸っているとき、人はそのような事態に陥ったときの自分の対処能力を低く見積もりがちです。

この章を、自分の「不安思考」を認識し、より現実的でバランスの取れた思考に置き換えていくための道具箱として用いてください。

「思考の罠」から逃れる

不安を感じているとき、脳は罠をしかけます。脳は、あたかもあなたを緊張させ続けたいかのように作用します。脳は、破壊的な「思考の罠」にあなたをおとしいれようとします。

まず、自分の思考を観察する「思考探偵」になってください。これはとても強力な対処法です。多くの人が、自分の思考の癖を観察すると、いかに自分が自分に対して厳しく批判的で断定的なのか、信じられないと言います。

自分が不安を感じているとき、どのようなことを考えているか

（あなたの「思考の罠」）を客観的に把握する術を身につけると、この思考がいかにアンバランスで、自分に対して厳しすぎるものなのかに、すぐ気づくでしょう。

誰もあなたの思考が常に偏っている、とは言っていません。あなたは地球上で一番健全で道理をわきまえた人かもしれませんが、誰でも不安なときは、思考がゆがむのです。

典型的な「思考の罠」

1．**人がどう思っているかを勝手に想像する**：「医者は心配しているようにみえた。私の咳はウイルス性のものだと言ったが、私がショックを受けないようにそう言ってくれただけだ。本当は、もっと重い病気に違いない」

2．**先がどうなるかを勝手に想像する**（占い）「私にはとてもじゃないけど、対処できない。もう二度と仕事なんてできない」

3．**最悪の事態を想像する**（他の可能性を探らずに、最悪の事態になると決めつける）「もし再発したら、もう立ち向かうことはしない。妻は私の元を去るだろうし、すべてひとりでやっていかなければならない」「背中が痛い。がんが再発した証拠だ」

4．**自分にレッテルを貼る**「私は本当に恩知らずだ。みんながんの治療を終えた後、ちゃんと自分の生活に戻っているのに。私はとても弱い」

5．**「もしも～なら～だ」的な思考**「もしも検査結果が今日出なかったなら……それは悪い知らせ、ということだ」

6．**「〜すべき」「〜であるべき」的な思考**（自分自身に対する非現実的な要求・期待）「こんなに取り乱して、ストレスに負けている場合じゃない。もう山場は乗り越えたし、楽しまなければ。貴重な時間を有効に使うべきだ」

7．**偏った思考**（これまでの経験の悪い部分だけを覚えており、よい部分は「忘れて」いる）「自分は医師に必要なことの相談すらうまくできない」（実は担当看護師とうまくコミュニケーションを取れていたことは「忘れて」いる）

試してみましょう

不安日記をつける

次のことを理解するために、不安日記をつけましょう。

・自分を不安にさせるのは何か。

・不安なとき、自分はどのような気持ちか。

・不安なとき、自分にどのような言葉をかけているか。

・不安なとき、どのようなことをする傾向にあるか。

それがわかれば、あなた自身にとって効果的な方法で、上に述べたような問題に対処することができます。

不安日記のつけ方

1．1日の終わり、夕食後などにその日を振り返る時間を5分か10分設けましょう。

2．1日を思い起こしながら、あなたを心配させ不安にさせた出来事があれば、それらを日記に書き留めましょう。

3．不安指数を用いて、それぞれのことについて自分の不安の程度を、評価しましょう。

4．1週間、上記のステップ1～3を続けたら、次は、不安がどう作用しているのか、の理解を深める段階に入ります。以下のことを日記にメモしてください。

・不安におそわれたとき、何を感じたか（ちょっとした心配、恐れ、パニック）。

・どのような状況だったか（どこにいたか、何が起こっていたか）。

・何を考えていたか（頭の中にどのような言葉が浮かんできたか）。

・体は何を感じたか。

・何をしたか（この不安に対処するため、または避けるため、どのようなことをしたか）。

5．ステップ4を1週間続けましょう。それが終わったら、「不安をやわらげる」（本書39～41ページ参照）練習に入ります。

6．不安日記と「不安をやわらげる」練習を1ヵ月続けます（時々しない日があってもかまいません。誰も完璧であることを求めていません)。日記を読み返すことで、あなたのやる気は高まります。1日単位では、変化はあまり目に見えませんが、日が経つにつれて不安におそわれることがずっと少なくなります。

あなたの不安指数

・1から10までの範囲で、1を「まったく不安がない」、10を「もっとも大きな不安がある」とする物差しを使います。
・自分が何によって不安を感じたかをはっきりさせます(何が不安を生じさせたのか)。不安指数を用いて、どの程度不安に感じたかを1から10までの数字で表します。
・不安指数は、ときが経つにつれ自分の不安が低下していくことに気づかせてくれます。例えば、最初のうちは不安指数8だったものが、よりうまく対処できるようになってくると6に、さらには5まで下がるかもしれません。

さて、次は?

1ヵ月間不安日記をつけた後は、そのまま続けてもよいし、やめてもかまいません。別の不安が出てきたら、また不安日記をつけはじめればよいのです。

秘訣▶

記録を残す

この取り組みでは、手帳かカレンダー（電子媒体も可）を利用すると便利です。不安のもとになった原因と不安指数を半永久的に記録しておけます。

アーサー（71歳、大腸がん）の不安日記

不安日記の実践例

不安のきっかけ：ボビー・ロブソンの死を耳にしたこと。

不安指数：8

どのように感じたか：悲しい、不安、落ち着かない、恐ろしい。

どのような状況だったか：ラジオを聴いていたら、そのニュースが流れた。

どう思ったか：ボビー・ロブソンはとても健康で才能に恵まれていて、人間的にもできた人物だった。人生は不公平だ。がんはあまりに残酷だ。経済的に恵まれ最高の治療を受けられるボビーのような人の命を奪うことができるのだから、がんは私の命なんか簡単に奪うことができるだろう。医師は「もう全部消えている」と言ったけれど、再発して私の命を奪うに違いない。

体はどんな感じだったか：熱い、張り詰めた感じ、くらくらする。

そして、何をしたか：ラジオを消した。落ち着かず集中できないので、アルバムに写真を納めるのをやめた。皿を洗い、本棚の整理をした。

次のことをやってみましょう

アーサーの不安日記をよく読んで、アーサーが引っかかった「思考の罠」がどれに当たるのかを、見つけてみましょう。

・**先がどうなるかを勝手に想像する**：「再発するに違いない」
・**最悪の事態を想像する**：「がんは私の命を簡単に奪うだろう」
・**「もしも〜なら〜だ」的な思考**：「ボビーのような人の命を奪うことができるのだから、がんは私の命なんか簡単に奪うことができるだろう」

自分の「思考の罠」をすぐ見極めることができるように、テクニックを磨く必要があります。練習によってあなたは次のことを身につけることができます。

・不安になっているときにしがちな思考を見極める（そうです、もっとも大きな不安も含みます）。
・あなたが陥る「思考の罠」に気づく。
・本当にそうだろうか、と問いかけ、それに反論していく。

悪いことを考えてしまうこと、そして、なぜそう考えてもOKなのか

自分が大きな恐怖感をもっていることを認めるのは、とても難しいことです。がんを経験した人の多くが、悪いことを考えるだけで――がんの再発を含め――それが本当に起こる、と思ってしまいます。その気持ちはよくわかります。いわゆるポジティブ思考が、がんに打ち勝つためにどんなに役に立つか、という記事を雑誌や新聞で目にしない日はない、と言っていいほどですから。

重要なのは、これは単にそういうお話にすぎない、ということです。ポジティブ思考は確かに素晴らしいし、困難にうまく対処するのに役立つでしょう。しかし、ポジティブ思考をするかどうかと、がんになるかどうかとは、何の関係もありません。これまでの研究では、がんに対する不安をもつことと、実際にがんになることには、何の関連性も見つかっていないのです。

悪いことを考えたからといって、
それが実際に起こるわけではありません。

もし自分が「もうこれ以上やっていられない。怖い。きっとがんは再発するだろう」と考えていたとしても、それはごく普通であり、そう考えたからといって**がんを再発させることにはならない**、ということを思い出してください。

一方で、より現実的で、バランスの取れた考え方を身につけると、気分がよくなり、問題に対処する能力が高まり、人生の質を

よくする、という説を裏付ける研究はたくさんあります。だからこのような方法をお奨めしているのです。事実、この本の要点はそこにあります。

対処方法

不安をやわらげる方法

不安日記を2週間続けたら、次は「思考の罠」をどうコントロールし、そこからどうやって抜け出すかを身につけます。

まず、毎日ひとつの不安をやわらげることを最低1週間続けてください。

不安をやわらげることに慣れてくると、その不安が広がる前にそれを抑えられるようになっていきます。不安なときにしがちな思考が出てきたら、それに疑問をもち、答えを出せるようになります。そしてすぐに、バランスの取れた、不安にならない考え方をするようになります。

どのようにして不安をやわらげるか

1. 不安日記を読み返し、その日に感じた不安をひとつ選んでください。
2. 紙の左側にその不安を感じていたときに、頭に浮かんだ言葉を書いてください。
3. 本書32〜33ページの「思考の罠」の箇所を見てください。この中のどれかに陥っていませんか。
4. その思考について、以下の質問に答えてください。

・問題や危険性を大げさに考えていないか。

・もし自分が一番恐れていることが実際に起こったとしたらどうなるか。この質問に向き合うのはとても難しいことです。しかし、できれば、自分はどうするのかを考えてみてください。驚くことに、考えるだけで実際の恐怖感は緩和されるものです。

・他に、今、自分はどんな問題に直面しているか。これまで乗り越えてきたことや、現在直面している困難を思えば、自分はうまくやっているのではないだろうか。

5．これらの質問に対する回答を紙の右側に書いてください。そして左側に記入されている、不安なときにしがちな考えよりも、右側に記入されている改善につながる考えの方が多くなるくらい、答えを思いつけるか、試してみてください。

つまり、これがバランスの取れた思考です。

秘訣▶

「ちょっと待った……」

特にはじめのうち、自分に問いかけるのはちょっと難しいと感じたら、簡単な言葉「ちょっと待った……」を使って、自分の考えを捉えられるか試してみてください。

「ちょっと待った……」と言うだけで、多くの新しい習慣を生み出せます。自分がある考えに支配されることを避け、自動的にその考えに疑問をもてるようになります。例えば、あなたが自分にレッテルを貼る「思考の罠」にはまっているとき（「私は全然だめだ。何に対しても立ち向かうことができない」）、「ちょっと待った……」と言うことで、この思考を停止させられます。「ちょっと待った……私ってそんなにだめなんだろうか。つい最近も、うまく対応してきたことがいくつかあったんじゃないかな」

でも私は書くことが嫌い

この練習では、書くことが多いのですが、やる気をなくさないでください。考えや感情を書き留めることで、それらを消すことはできませんが、頭からは払いのけられます。そうするだけでホッとするでしょう。

自分のためだけに書いている、ということを忘れないでください。先生や上司が読むわけではありません。自分が読めればよいのです。ですから、字の汚さや間違いなど、気にしなくてよいのです。もしどうしても書く気になれないのならば、この本で紹介している練習を頭の中でやることもできます。

秘訣▶

奇跡が起こることは期待しない

自分の考え方を変えるには、練習が必要であり、時間がかかります。最初は、不安をやわらげる方法が少し不自然に感じられるかもしれません。自分が考えた答えを自分では信じないでしょう。でも、1週間か2週間毎日この練習を続ければ、自分が陥りやすい「思考の罠」や自分の思考の癖に気づくことができるようになります。そして、頭に浮かんだことを自動的に受け入れるのではなく、その考えを認識してそれに対して疑問をもつ、というやり方が身についたことがわかるでしょう。

対処方法

「マインドフルネス」

ときには、不安を感じても、それについて自分に問いかけたり、紙に書き留めたりする気がしないこともあるでしょう。このようなときには、「マインドフルネス」と呼ばれる方法を使うのをお奨めします。このテクニックには練習が必要ですが、驚くほど効果的です（本書「第8章リラックス」を参照してください）。

やり方

この方法は、不安を遠ざけるのではなく、不安を吟味したり反論するのでもなく、それを認めるだけです。判断もしません。頭の中で不安が浮かんでくるのをただ観察するのです。

不安が生じたとき、この方法を試してみてください。

・**不安に気づきます**：頭の中に不安が浮かびました。
・**判断はしません**：「なんて嫌な悪い考えなんだろう」と言う必要はありません。それは**単なる思考**にすぎません。
・**自分は、今、ここにいる、ということを考えます**。あなたのすべての感覚を動員してください。もう一度言いますが、判断はしないでください。ただ自分を観察します。以下のようなことに気づくようにします。
　＊自分の呼吸の間隔
　＊周りの音
　＊着ている服の肌触り
　＊姿勢
　＊床に着いている足のつま先の感覚や、椅子にもたれている背中の感覚
　＊口の中で舌がどこに置かれているか
　＊周囲に漂っている匂い
・**好奇心をもってください**。あなたの「不安思考」がどうなるか観察します。新しい考えが浮かんできたら、元の思考はしばらく頭の中を占めているのか、それとも消えてしまうのかをみます。

「マインドフルネス」は、不安を、怖くないものとして感じるために役立ちます。思考は浮かんでは消えるのです。それを観察し

ますが、それをどうこうしようというのではありません。それは**思考にすぎないのです。**

不安なときにとりがちな行動

不安なとき、人はいつもと違った行動をします。ときにはその変化は劇的で、怒鳴ったり、話のつじつまが合わなくなったり、涙もろくなったり、落ちつきがなくなったりします。でもときにはその変化は微妙で、自分の行動が変わったことに気づかないこともあります。不安がどのように行動を変化させるのかを知ることは、不安から自分を解き放ち、生活を続けていくためにも大事なステップなのです。

不安なときの行動には、以下のようなものがあります。

・落ち着きがない：立ったり座ったりする。じっとしていることができない。
・集中できない。
・衝動的になる。
・短気になる。
・絶えず活動している。
・立ち止まったり、ゆっくりしたり、くつろぎたいと思わない。
・眠れない。
・人から、「大丈夫だ」と言ってもらいたがる。
・怖いと思う状況を避ける。

不安を避けること、そして、なぜそれはうまくいかないか

もちろん、自分が不安になる状況を避けたり、そこに目を向けないようにすることはできます。避けることは、短期的には効果があるかもしれませんが長い目でみると、効果はありません。

不安な状況を避けたり目を向けないようにすることは、逆に不安を長引かせ状況を悪化させることもあります。何かを避けようとすると、あなたの行動は大きく制限されます。

不安が人生を支配しはじめます。これはとても消耗します。ペースを落としたとき——そうせざるを得ないときが来るでしょうが——、不安がまたすぐに戻って来ます。

その大小にかかわらず、不安から自分を守りたいと思うのは、道理にかなったことです。問題は、人間は不安を抑えることが得意ではない、ということです。現に、人間の脳は、脅威が消えてなくなるまで、いろいろな角度から見張るようにプログラムされています。恐ろしい思いを頭から振り払ったり、自分を不安にさせる状況を避けようとしても、不安を一時停止しているだけなのです。ですから、その不安はまた戻ってきます。戻って来た不安はしばしば以前よりも大きく、強くなっているのです。

事 例

ビル（49歳、精巣がん）その2

不安なときにとりがちな行動に対処する

ビルは毎年の検診予約のときに生じる不安に対処するため、簡単な方法を考えました。一種の「不安対処戦略」と言えます。彼は、以下のことをやる、と決めました。

- *検診予約の連絡が来たら、自分自身、そして家族も心の準備に入ります。*
- *家族に、自分はしばらく、いらつくだろう、とあらかじめ話しておきます。*
- *家族がどういうことをすれば（しなければ）自分の助けになるのかを伝えておきます。例えば、なぜ黙っているのかとたずねない、などです。*
- *この1年間を振り返り、体調が悪くなったこと、いつもと違った感覚がしたこと、元気だと感じたこと、健康面で達成したことやうまくいったこと、例えば、地元のラグビーチームに入ったことなど、健康にかかわることをすべてノートに書き出します。*
- *主治医や担当看護師（医療チーム）への質問を準備し、検診で何を知りたいかを考えます。*

ビルは不安を感じたとき、どうすれば不安がやわらぐのかを考え、以下のことに気づきました。

➡

・不安を認め、自分が陥っている「思考の罠」からどう抜け出すかを考えた方が、うまく対処できることを実感しました。
・「不安いっぱいの体」に対処するためには運動が役立つと感じたので、朝は犬の散歩、夕飯前には腕立て伏せをすることにしました。

ビルの検診の結果は過去４年間と同様、問題はありませんでした。数日後、ビルはこの２～３週間を振り返り、不安対処戦略のうちどれが役に立ち、どれが役に立たなかったのかを考え、メモを取りました。来年の検診のときは、このメモがきっと役に立つでしょう。

不安なときに取りがちな行動をすぐにコントロールできるようになるわけではありません。ビルの取り組みが示すように、考えることや、そこに焦点を当てることが必要です。でも、やってみるだけの価値はあります。ビルは、検診を前にした日々と検診を受けているとき、以前より不安をコントロールすることができたと感じています。現在、ビルは不安そのものを恐れることはずっと少なくなりました。もちろん、ときには不安を感じますが、うまく対処できるようになったと実感しています。これがとても大きな自信へとつながるのです。

試してみましょう

ピンクの象

人間の脳は、「何かについて考えてはいけない」と言われたとき、うまく反応できません。試してみれば、わかるでしょう。静かに座り、目を閉じてください。そして、ピンクの象のことは考えないようにしてください。

さて、どんなことが頭に浮かんできましたか？　おそらく、大きくて重い、長い鼻をもつピンクの生き物が頭に浮かんできたのではないでしょうか。

何かについて考えるな、と言われると、逆に、それについて考えなさい、という大きなプレッシャーにさらされることになるのです。ちょっとの間は考えないですむかもしれませんが、そう長くは続きません。あなたが好むと好まざるとにかかわらず、このピンクの象は、鼻を持ち上げはじめます。しかし、ピンクの象を飼いならす方法を身につければ、象が頭の中にずかずかと入り込み、すべてを破壊して、めちゃめちゃにしてしまうことを防げるでしょう。

事例

アリー（64歳、乳がん）

ピンクの象を直視する

アリーの大きな心配事は、がんの再発でした。アリーは、再発について考えるのを避けるため、いろいろなことをして気を紛らせていましたが、うまくいっていませんでした。またがんになるのではないか、と考えないようにするために、どんなに忙しくしていても、夜にはその思考が戻って来て彼女を恐怖におとしいれるのでした。

そこで私はアリーに、毎晩「不安になる時間」というのを設け、自分を不安にさせるのは何かを考え、不安日記をつけることを提案しました。この時間を設けることにより、アリーは自分がもっとも恐れていることを、考えられるようになっていきました。実際、彼女は、もし再発したらどうするかの計画を立てはじめました。アリーは、自分にとって非常に不快なピンクの象と正面から立ち向かうことで、ピンクの象が自分を怖がらせる力を弱めたことに気がつきました。また、彼女は、新しいことや、特に恐ろしいことを考えているわけではないことも認識しました。ピンクの象に向き合ってもアリーは「不安の扉を開けた」わけではなかったのです。頭に浮かんで来たことは、すべて以前も頭に浮かんでいたことでした。アリーは、不安になる時間をきちんと守ること

→

により、自分が不安をコントロールできると感じられるようになりました（アリーは、不安になる時間を守るため、ちょうど10分後に目覚まし時計が鳴るようにセットしていました）。目覚ましが鳴った後は、アリーはその日に達成したことを振り返り、自分が楽しめること（たいてい、夕飯の準備）に集中したのです。

「時々、怖くなることはあります」、と最後の面談でアリーは私に言いました。「でも、以前のようにその考えに支配されっぱなしということはありません。不安をだいぶコントロールできるようになりましたし、不安に直面できますし、何をすればよいのかわかっています。これは大きな進歩です」

不安なときに取りがちな行動にどう対応するか

まず、不安を引き起す原因を直視する方法を見つけ、不安を感じたときに取りがちな行動を変えなければなりません。やり方は、**少しずつ、一歩ずつです。**

不安にはパターンがあります。怖いと感じる状況では、不安は、

上昇し、ピークに達し、少しずつ下がっていきます。

どうしても避けたいと思うものを直視すると、自分をもっとパニックにおとしいれてしまうと思うかもしれません。でも、勇気を出してその状況に身を置き続けることができれば、不安は少しずつ弱まっていくことに気づくでしょう。とても怖いかもしれません。でも、少しずつなら、怖くないでしょう。実際に、あなたは行動を変えることによって、自分がだんだん解放されると感じられるでしょう。

秘訣は、小さなことからはじめることです。例えば、高所恐怖症の人のことを考えてみましょう。「恐怖を直視する」練習の初日に、いきなりその人を「ロンドン・アイ」（訳注：ロンドンにある観覧車）に連れて行き、下を見るように強制することはできません。それよりも、最初の一歩は、自宅のリビングルームにある椅子の上に立つように促す、といったようなことでしょう。

試してみましょう

はしごを作る

やり方

　不安日記（本書33～37ページ参照）を書くことにより、自分が不安なときに取りがちな行動がわかってきたと思います。例えば、不安が高まったとき、自分がどんなことをしがちか、というようなことです（避ける、気を紛らすために違うことをする、感情を爆発させる、泣き出す、パニックになる、など）。

　今度は、このような行動を変えていくようにしましょう。以下の質問に対する答えを考えてみましょう。

・変える必要があるのはどのような行動ですか

　例えば、自分の通った病院の前を通ることを避けていませんか（本書54～57ページの「サラの事例」参照）。ラジオでがんの話題が出てきたとき、アーサーのようにラジオを消していませんか。夫や妻に怒鳴っていませんか。仕事に没頭していませんか。ランニングマシンにへばりついて、膝がガクガクするまで走っていませんか？

・その代わり、どのように行動したいですか

　あなたのゴールは？　何に対して、落ち着いた気持ちで接することができるようになりたいですか？（パニックにならずにラジオを聴くことですか？　冷汗をかかずに病院に行くことですか？怖いことを考えずに次の検診に行くことですか？）

・さあ、あなたのはしごを作りましょう。

あなたをゴールに導くにはステップごとの計画が必要です。それぞれのステップは、自分ができると思えるものにしましょう。計画を紙に書き出してください。ゴールにたどり着くまでに、2～3週間あるいはもっとかかるかもしれない、ということを頭に入れておいてください。

・最初のステップを行動に移します。

それぞれのステップを成し遂げるまでには、最低数日はかかるでしょう。必要なだけ時間をかけてください。不安を感じなくなるまで、そのステップを繰り返してください。その後、次のステップに進んでください。

・努力に対し、ご褒美《ほうび》をやりましょう。

はしごの一段を昇り終えるごとに、自分をほめて認めてやることは、とても重要です。最終ゴールだけに焦点を合わせていると「とてもそこまでたどり着けない」と思ってしまうかもしれません。しかし、一段一段を昇り切ること自体が、大切なのです。

事 例

サラ（50歳、結腸がん）

不安から生じる行動に対処する

サラは、既婚で10代の２人の息子の母親であり、会計士としてフルタイムで働いています。３年前、結腸がんと診断され、手術をし、化学療法と放射線治療を受けました。サラは、「闘争心」でこの診断と治療に対処しました。手術の１ヵ月後には仕事に復帰し、働きながら化学療法を受けました。画像や他の検査の結果ではがんは消えており、現在は６ヵ月ごとの検診を受けています。しかし、残念なことに、サラは将来に対する不安で押しつぶされそうになっていました。

サラが不安を感じているときの「症状」は、重症でした。動悸、速い呼吸、ほてりに加え、「とても対処できない」、「がんになる前の自分ではない」と考え、がんのことばかりが頭の中をぐるぐる廻り続けるのです。

このような「不安思考」から逃げるため、サラは独特な方法を作り上げました。病院の前を通らないですむように、遠回りして仕事に行ったり、がんに関する番組や広告が出てくると、すぐにラジオやテレビを消しました。家では、少しでも怖い考えが頭に浮かんでくると、すぐに掃除にとりかかりました。

➔

しかし、彼女の不安はおさまるどころか、ますます強まっていきました。サラは自分が怖がってばかりいることを恥ずかしく思い、疲れきってもいました。そこで、サラの担当医が彼女を私の所へ紹介してきました。

サラは不安に対処するため、この章に書かれているさまざまな方法を試してみました。不安日記をつけ、不安になる時間を設け、不安な思いをやわらげる方法を使いました（そして、悪いことを考えたからといって、それが事実になるわけではないということも実感していきました）。そして、呼吸をゆっくりし、自分を落ち着かせるために冷たい水をボトルに入れて持ち歩き、体の反応に対処しました。サラは、彼女の最大の恐怖――病院――と向き合い、行動を変えました。

サラのはしご

ゴール：パニックにならず、怖い思いをせずに、病院に行くこと。

ステップ1：病院に行く道を通り、病院が見えない場所で車を停める。

ステップ2：病院に行く道を通り、病院が見える場所で車を停める。

ステップ3：病院に行く道を通り、病院を通り越して、病院全体が見える場所で車を停める。

ステップ4：病院の駐車場に車を停める。

→

ステップ5：病院の駐車場に車を停め、中のカフェに入り、治療した科の前を通り過ぎる。

サラは、それぞれのステップに挑戦する際、いろいろな対処法を使いました。自分を勇気づける言葉もたくさんかけました：「これならできる」、「これは私を助けてくれる」

サラは、不安を感じなくなるまで、同じステップを続けました。ステップ1とステップ2は、それぞれ5日、ステップ3、4、5は、それぞれ3～4日かかりました。

自分の努力にご褒美を与える

サラはそれぞれのステップを達成したときのご褒美リストも用意していました。夫と一緒にDVDを見る、泡風呂に入る、新しい本を読む、週末に家族で出かける、テイクアウトで食事をすませる、などです。この練習が終わる頃、サラは私にこう言いました。「もう今では、頭にがんのことが浮かぶのが怖くて、ゆっくり座っていられない、なんてことはないわ。そして、車での通勤時間もとても短くなったの！」

もちろん、まだ時々不安になることはあります。お腹に痛みを感じたときは、主治医の所にやって来ます。でも、サラは病院に自分で運転して来ますし、そこで不安にかられることはあまりないので、主治医と話すことで多くのことが得られると感じていま

→

す。サラの恐怖感は完全に消えたわけではありませんが、それが彼女と家族を支配することはもうありません。

不安を感じているときの体

不安を感じているときや、ストレスにさらされているとき、それは体に表れます。「不安なときに出る症状」には、軽いものもあれば重症なものもありますが、どちらにしても、心地よいものではありません。

不安を感じているとき、経験するかもしれない症状の例

・心臓がドキドキする。
・呼吸が速くなる。
・はらはらする。
・汗をかく。
・顔が赤くなる。
・トイレが近くなる。
・筋肉がこわばる。
・頭がくらくらする。
・落ち着かない、そわそわする。

不安を感じているときに体に表れる症状に気づくようになると、不安の軽減につながります。まずは、体の具合が悪いわけではない――心臓発作で倒れて死んだり、気が狂うわけではない――と自分に言い聞かせるだけで不安は少しおさまるでしょう。次に、体の不快な症状をやわらげるための簡単な方法を身につけましょう。繰り返しますが、この方法を身につけることで不安はやわらぎ、心は安定し、自分で自分をコントロールすることができるようになります。

不安を感じているときの体をコントロールする方法

不安やストレスを感じたり、緊張しているときは、「脅威」を感じているときです。体は、警戒態勢に入っているのです。アドレナリンが分泌され、脅威から逃げるか、それに立ち向かうかの準備をしているのです（「戦うか逃げるか反応」とも言われます）。もちろん、がんの治療を終えた後の不安に関しては、逃げたり戦ったりする「相手」はありません。ですから、体にはエネルギーが閉じ込められ、それが発散される場所がないままになっています。

そのために、

・筋肉が固まって緊張する

・心臓の鼓動が速くなる

・呼吸が速くなる

・暑いと感じ、汗をかき、頭がくらくらする

などの症状を感じるのです。

秘訣▶

パニック発作

パニック発作は、不安を感じているときに体が示すもっとも極端なケースです。パニック発作が起こっているときは、「あ〜、もう倒れてしまう」、とか「息ができない」と感じます。パニック発作におそわれたときは、体の緊張をなるべく早くほぐす必要があります（まず、次の１からはじめてください）。

そして非常に恐ろしくてたまらないという気持ちになったとしても、危険でも命に関わる状態でもないのだ、自分でコントロールできるのだ、と自分に言い聞かせてください。以下に述べる対処法は、パニック発作や不安を感じているときに、役立ちます。

不安を感じているときの体をコントロールする５つの方法

１．ゆっくり呼吸する

吐く時間を吸う時間よりも長くします。息を吸い込むとき、「吸う。１、２、３」と数えてください。それからしばらく息を止め、２か３まで数えます。次に息を吐くとき、「吐く。１、２、３、４、５」と数えてください。リラックスするまで、これを続けます。また、「わら、風船、羽」イメージ法も試してみてください。数を数える方法がうまくいかなければ、わらをストローに見立てて息を吐き続け、風船をふくらませる、または羽を空中に浮かせ続ける、という場面を想像してください。この「わら、風船、羽」イメージ方法を用いると、唇をすぼめることになるので、息を早く吐き出し過ぎることはありません。

2．体を動かす

ジョギングをはじめろ、とは言いません（もしできる状態であれば、ジョギングのような運動は、非常に効果的です）。近所を一周したり、姿勢を変えたり、簡単なストレッチでさえ——何でも自分でできそうなこと——は、溜まったエネルギーを発散するのに役立ちます。また、階段を昇ったり、ジャンプしたり、その場でジョギングしたり、公園を散歩したり、ボールを蹴ったりすることも試してみてください。

3．道具を使う

どこでも簡単に手に入るようなストレス軽減用のグッズを試してみましょう：グニャッと手の平でつぶせるボールを持ち歩いたり、肩や背中をマッサージするグッズを使ったりすることで、体を落ち着かせることができます。

4．冷やす

不安を感じて熱くなったとき、顔に冷たい水をかけるだけでも違います。冷たい水をボトルに入れて持ち歩く、顔や手を拭くための冷たい携帯用ウエット・ティッシュや、夏によく使われる携帯用の小さな扇風機を持ち歩くのもよいでしょう。

5．リラックス法

「リラックスしろ！」と自分に怒鳴っても効果はありません。リラックスしようと自分にプレッシャーをかけても逆に緊張感は増すだけです。暗い静かな部屋で何時間も瞑想するといったもの以外に（本書「第８章リラックス」を参照）、もっと簡単な方法がたくさんあります。ただし、リラックス法は技術です。自分が落ち着いているときに、練習して身につけることが、不安に対処していくための最初のステップとなるでしょう。

秘訣▶

ペースを落とす、そして計画を立てる

ここまで読んでくると、何か矛盾していることにお気づきでしょう。不安を感じているときの体をコントロールするためには、体を動かす必要があります（本書60ページ参照）。しかし、動いてばかりいて、不安を直視せず他のことに没頭し続けているとしたら、問題を先送りしているだけです。これはちょっとしたジレンマかもしれません。重要なのは、体に蓄積した不安を解き放つことと、穏やかな気持ちで不安と向き合うこととのバランスを見つけることです。例えば、不安を感じたら、体を動かしながら自分の不安を直視し、それに疑問をぶつけます。例えば、散歩しながら、泳ぎながら、または庭仕事をしながら。

不安を感じたときにどうするか、について前もって考えておくことも役に立ちます（例えば、「バラの剪定を５分くらいする」、「20分泳ぐ」）。時間を限った予定を考えておくことで、不安を感じたときに、自分をコントロールできないと感じたり、不安を忘れようとして何かに没頭しすぎてしまうことが防げます。

再発への不安を感じるときの対処のしかた

治療を終えたあと、ほとんどの人にとっての最大の課題は、再発に対する不安への対処です。

「疲れたとき、体重が少し減ったとき、首にしこりがあるように感じるとき、再発したのではないか、と思ってしまいます」とクレア（23歳、悪性リンパ腫）は言います。

恐怖感は次のような「症状」と共にやってきます。すごい速さで忍び寄ってくる気も狂わんばかりの考え――不安感、不満感、緊張感――そして筋肉の緊張、動悸、速い呼吸、吐き気といった体の反応、そして逃避する、何かをやり過ぎる、集中できなくなる、イライラ感、人から常に大丈夫と言ってもらわないと気がすまない、落ち着かないなどの行動の変化も見られます。

がんを経験すると、その後も最悪のことを考えてしまうのは自然なことです。体のどこかに鋭い痛みを感じると、即「あ、これはがんが広がった証拠だ」と考えてしまいます。以前も、何か説明のつかない症状があったかもしれません。そのときは、自分で自分に「大丈夫」と言っていたかもしれませんが、その結果が、がんだった、というわけですから。

秘訣▶

専門家からアドバイスやサポートを受けましょう

体に何か違和感があると、多少の不安やパニックを感じてしまうのは当然です。がんを経験した人向けに書かれたどんな本でも、あるいはどんな人でも、そのような感情を起こさせないようにすることはできません。それは、当然で、自然で、理解可能な反応です。治療を終えた後、自分がどのように感じるのかをわかるようになるには、時間と経験が必要です。治療を終えたばかりの頃は、治療終了後の体の反応にまだ慣れていないのです。これまで

になかった体の感覚を無視しないのは正しいことです。ですから、主治医や担当看護師から情報を得たりアドバイスを受けたりするのは、理にかなったことなのです。治療を終えた後の自分の心身の健康を維持する上で、重要なことです。

事　例

クレア（23歳、悪性リンパ腫）

クレアの不安対処計画

私がクレアに初めて会ったのは、彼女が悪性リンパ腫の治療中のときでした。クレアの入院生活は困難に満ちたものでした。クレアは、退院後にまた私の所にきてもいいかとたずねてきました。なぜなら、クレアは自分の体について多くの不安を抱えており、さらに主治医や担当看護師たちに迷惑をかけているのではないか、と心配していたからです。彼女によると「医療チームの人たちは、きっと私のことを勝手に病気だと思ってくよくよするノイローゼだと思っているわよ」とのことでした。

そこで、私たちは、一緒に不安に対処する計画を立てました。

・**情報収集**：まず、クレアは血液内科の医師や看護師から、どのような症状があったら検査が必要かを詳しくたずねました。それによって、クレアはどういうときに医師たちに連絡を取ればよいのかがわかりました。主治医は、クレアが治療後の体とつきあっていく中で情報や助言が必要になると考え、定期的な検診の間に、クレアが受診したくなることは予想していると言いました。この医師は同時に、このような合間の受診はしばらくすれば徐々に必要なくなることも予想していました。

・**コミュニケーション**：クレアは、担当看護師に、自分がノイローゼのようになっていることをとても不安に思っている、と話しました。看護師は、クレアが直接不安について話してくれる方が、家でひとりで苦しんでいるよりもずっとよい、と言いました。そこで、質問や心配なことがあったらクレアが看護師にメールすることになりました（電話よりメールの方が、互いに日常の妨げにならないということでふたりの意見が一致しました）。彼女はかかりつけ医にも原因のわからない体の違和感についての不安を話しました。この医師は、非常に理解のある人で、クレアに「がんの治療後、最低１年間は、『ノイローゼになる権利』がある」と言い、相談したいときにはいつでも来るようにと言ってくれました。これは、万が一何かの症状を見逃してしまうより、ずっとよいでしょう。クレアの血液内科のチームと同様、かかりつけ医もときが経つにつれ、クレアが、周りからいつも繰り返し大丈夫だと言ってもらわなくても、平気になるだろう、と思っていました。

・**不安をやわらげる**：クレアは、自分の頭に最初に浮かんだ考え（「この疲れと首にあるしこりは、再発したということだ」）を事

➜

実としてとらえるのではなく、それに対して疑問をもつことを身につけていきました。このような症状を他にどう説明できるのか、自分に問いかけるようになりました。彼女は、主治医とかかりつけ医から、リンパ節は細菌やウイルスによる炎症によって、腫れることがあると聞きました。また、食事、運動量、そして生理の周期によって、体重は1、2kg上下することも知りました。疲労感は仕事量に関連があることも理解しました。また、クレアは「もし再発したら？」という考えも直視し、万が一悪性リンパ腫が再発したとしても、また最初のときと同じように対処するだろう、と認識しました。そうなったら非常に苦しむとしても、自分の内面には、前回のときには気づかなかった多くの資源が蓄積されていることも実感しました。家族、友人、そして医療チームからのサポートを受けましたし、他の患者ともつながりをもちました。ヨガで学んだテクニックも用いました。もしがんが再発しても、これらの資源はまた使うことができますし、それに加えて、思いもよらない強さを自分がもっている、ということに今は気づいたのです。クレアは、自分に話しかける言葉に注意し親友に話すように優しく話しかけるようにしました。自分に厳しすぎると気づいたら、すぐに「ちょっと待った……」戦略を使うことで、プレッシャーをかなり取り除くことができました。

・**他の対処方法**：クレアはその他にもいくつかのリラックス方法や、定期的な運動（ヨガなど）、「マインドフルネス」のテクニックを取り入れました。そして、自分にご褒美を用意して、気分を

→

よくするようにしました。

最後の面談でクレアはこう話しました。「体に違和感があると『再発したのでは？』と考えてしまうことは止められないかもしれません。でも、今はそのことで、自分を不安におとしいれてボロボロになってしまうことは避けることができます。自分の経験から、体の変化をもたらす他の理由を考え、医者に行くかどうかを判断できるようになりました」

クレアは、ここまで来るのにはたいへんな努力が必要だったけれど、努力の甲斐があったと言いました。今の彼女は、前ほど不安を感じておらず、自分の人生を取り戻したと感じています。

自分に優しくしよう

不安な状態でいると、疲れきってしまい、不快になります。絶対にときには休みが必要です。自分がこのことについて、親友に話している場面を想像してください。あなたはきっと、「もっと自分に優しくしてやって。いろいろたいへんなことを経験したのだから、今は、気分がよくなるようなことをしたら」などと言うでしょう。それでは、なぜ自分に対しては、厳しい言葉をかけるのでしょうか？

どうすれば自分がよい気持ちになれるのかを考え、それを家族にも話してみましょう。そして気分をよくすることを書きだしましょう。気分がよくなること——あたたかい泡風呂にゆっくりつかる、コンピューターゲームで遊ぶ、友達と夜、遊びに出かける、音楽を聴く、犬と遊ぶ、ダーツをやる——は、とても重要なのです。

せめて週に１回は、リストの中からひとつ選んで、自分へのご褒美としましょう。前もって計画を立てて実行しましょう。このようなことをするのは自分を甘やかすことだ、と思ってしまうのであれば、そう思わないようにしましょう。考え方や行動を変えようとするとき、自分へのご褒美や自分が落ち着けることをやるのは、とても効果的だということを多くの研究結果が示しています。うまくいくかどうかは、これを実行するかどうかにかかっているのです。自分をないがしろにしてはいけません。

では、次はどうしたらよいのでしょう

あなたの不安がささいなものであっても、かなり大きな問題になっているとしても、がんの治療を終えた人にとっては、それがごく普通の副作用だということを忘れないでください。しかし、自分の不安を無視したり、不安に支配されてしまうと、治療後の人生は楽しいものではなくなります。

この章に書かれている不安をやわらげる方法は、難しく感じられたり、まぎらわしかったり、恐ろしかったり、時間がかかり過ぎると感じられるかもしれません。しかしここで紹介した方法は、すべて科学的な研究で効果が証明されているものばかりです。たった何人かの人が考えついたあやしいものではありません。あ

なたと同じような何千人もの人たちが、これらの方法によってがんを経験した後の不安にうまく対処してきたのです。これらは、使えば使うほど、簡単にできるようになります。信じられないかもしれませんが、練習すれば、自然にできるようになるのです。

不安を克服し、コントロールできるようになれば、好きなことをする余裕が出てきます。自分の人生を生きることができるようになります。いつからでもはじめられるのです。それなら、今、はじめませんか？

家族、友人、ケアをする人へ：不安になっている人をどう支えるか

ひとつ覚えておいて欲しいことがあります。不安は、がんを経験した人の生活の一部になっている、ということです。

あなたの大切な人が不安にかられ、落ち着かない状態でいるのを見ていることは、非常につらいことです。あなた自身も不安になったり、イライラしたり、ストレスを感じたりするかもしれません。これらのすべてを感じることもあるでしょう。その人の気持ちが回復するには、この過程を経なければならないかもしれません。あなたは、大切な人の気分をよくすることはできない、ということを理解してください。しかし、大切な人が不安を乗り越えるのを助けるためにできることはあります。

不安を感じている人を助ける：やっていいこと・いけないこと

・言ってはいけないこと。
「そんなふうに考えちゃだめだよ！」、「そんなことは、考えないようにすればいいんだよ」
　なぜこのようなことを言ってはいけないかについては、この章の「ピンクの象」について書かれた節を読んでください（本書48ページ参照）。
代わりに、
・話を聞いてあげましょう。不安を感じている人に、話をさせてあげましょう。

・不安を否定しないようにしましょう（「そんなのバカバカしい」、「パニックになってばかりいても、どうにもならないよ」）。
代わりに、
・その不安を受け入れてあげましょう。不安があまりにもばからしく思えたり、ありえないことだと思ったりしても、当人はこのような不安を本気で感じており、それと戦っているのです。

・問題を解決しようとしたり、答えを出そうとしないようにしましょう（「ただ、こうすればいいのよ……」、「そんなこと起こるはずないよ」）。
　答えはなくてもかまわないのです。このような状況で、その人の問題を解決しようとしたり、その人に大丈夫だと言い続けても、状況の改善にはつながりません。

代わりに、

・**話を聞き**（上記参照)、「もし……だったら」の疑問を、考え抜くことができるように励ましましょう（もし、最悪の事態が実際に起こったら？)。その人の「もし……だったら」という思考を無視するのはやめましょう。恐怖感に正面から向かい、そのことについて話すことを助けるのは、非常に価値あることです。

・**不安についての話し合いを、あなたの生活の中心にしてはいけません**。不安や恐れは、しばしば繰り返され、そして生活の中に入り込んできます。もし、同じことを何度も繰り返すようになり、この作業に圧倒されたり、飽きたりしたと感じたら、話し合いは非生産的になっています。

代わりに、

・「**話す時間**」（本書222～24ページ参照）を定期的に（毎日、1週間単位、または1日おきなど決めて）実行しましょう。そうすれば、「今は『話す時間』ではないから、このことについては、○○時にきちんと話し合いましょう」と言えます。

・**不安を感じている人に、話をさせようと強要してはいけません。**不安について話したくない人もいます。

代わりに、

・**話したいと思ったとき、いつでも聞く準備ができていることを伝えておきましょう。**

この章に書かれている方法を使って、がんを経験した人をサポートする

誰かのサポートをする場合にも、この本に書かれている方法を使うことができます。

・不安についての理解を深め、それにうまく対処できるように、この章をじっくり読みましょう。
・その人の努力を、関心をもって見守りましょう。
・手を差し伸べましょう――不安に対処することは難しいことを理解し、「もうだめ……」と言っているときには、耳を傾けましょう。
・うまくいったときには一緒に喜び、どんなに小さくても努力が実を結んだときには、その素晴らしい変化を認めましょう。

手はじめに、次の３つに取り組んでみましょう。

１．**逃避**

ここでは、実際に助けを提供できるかもしれません（本書44～45ページ参照）。「不安のはしご」（本書52～53ページ参照）を作るのを手伝ったり、いくつかのステップの目標を達成するのを助けられるかもしれません。もしこの手助けをする場合は、上述した「やっていいこと・いけないこと」を頭にしっかりと入れておいてください。あなたは、その人を守りたい、大丈夫だと励ましたい、その人を苦しめている不安を完全に取りのぞいてあげたいと思っているかもしれません。しかし、それはできません。忘れないでください。不安を乗り越えるには、その人自身が自分の不安と向き合うしかないのです。

2．**リラクセーション**

　不安と緊張をやわらげるためのリラクセーション法を学び、一緒にやりましょう。一緒に学ぶことはやる気を高めます。それに、あなた自身もリラクセーション法を学ぶことで、自分のストレスやプレッシャーをやわらげることができるでしょう。

3．**運動**

　体の緊張とストレスをやわらげるために、日々の運動プランを作成するように奨め、一緒に運動しましょう。「運動仲間」がいるとやる気が高まります。その上、一緒に運動することは、あなた自身のストレス発散にも役立ちます。

第2章

うつと気分の落ち込み

“治療が終われば、先に進めると思っていました。すべてのプレッシャーとストレスから即解放されて、また生活を楽しめるようになると思っていました。しかしこれまでの人生の中で、今が一番、楽しくないのです。こんなはずじゃなかったのに。幸せだと感じるべきなのに……”

ジェリー、70歳、腎臓がん

気分の落ち込み、場合によってはうつでさえ、がんの副作用としてよくあるものです。

治療が終わってすぐに気分の落ち込みを感じる場合もありますが、何ヵ月、あるいは何年も経ってからこのような気分に襲われることもあります。治療が終わったというのに、なぜ気分が落ち込むのでしょうか。それにはいろいろな理由がありますが、要するに、あなたは身体的にも精神的にもつらい思いをしてきたため、回復するのに時間がかかるのです。

治療の最中も、終わった後も、あなたは生活の大きな変化に適応する必要があります。さまざまなものを失う状況に直面したのですから、失ったことについて悲しむ時間が必要なのです。あなたの心身の適応力は極限まで使い尽くされてしまい、力を取り戻すための時間が必要なのです。

もしあなたが憂うつな気持ち（落ち込む、気分が沈む、みじめな気持ちになるなど）を感じていたとしても、精神的な病気になったわけでも、気が狂ったわけでもありません。あなたが恩知らずだというわけでも、弱虫だというわけでもなく、すぐに専門家に相談に行く必要があるわけでもありません（もちろん、行けば気分がよくなることはあるでしょうが）。あなたは単に悲しみを感じているだけなのです。自分の身に起こったことを理解しようとしているのです。今はつらいときだと思いますが、そのうち適応することができます。この章では、その方法を紹介していきます。

うつって何？

この問いにははっきりした答えがあるようにみえますが、実のところ、「うつ」とは何かを明らかにすることは意外と難しいものです。どんな人でも、ときには気分が落ち込むことがあります。どの時点で「気分の落ち込み」が「うつ」に変わるのでしょうか。がんとは異なり、うつにはそれを診断するための精密検査や血液検査などの体の検査はありません。うつは、あなたの体、行動、そして思考にみられるさまざまな「症状」の集合体なのです。これらが合わさって、あなたをいつもとは違った気分――落ち込みや行き詰まった感じ――にさせるのです。

実際のところ、専門家は正確にうつを診断するためにさまざまな努力を続けてきました。厳密な科学的研究を重ねた結果、一番効果的なうつの診断方法は、「あなたは、うつですか？」と本人にたずねることである、という結論に達しました。

この質問に回答する前にもっと情報が欲しい場合は、以下のリストをみてください。このリストにはうつの一般的な症状が挙げられています。誰もが、このリストにある症状のひとつやふたつは経験するものです。しかし大まかな指標として、この中で少なくとも５つの症状があり、それらが２週間以上続いているのであれば、あなたにはうつの症状が出ていると言えるかもしません。ただ、あなたがうつであるならば、おそらく自分で既にわかっているはずです。

うつの兆候

・ほぼ終日、気が滅入っている。

・泣けてくる。

・自分自身、世の中、未来について否定的なことばかり考える。

・他の人に対する興味を失う。

・以前好きだったこと、楽しんでいたことが楽しめない。

・やる気が出ない、何かをやろうとする気にならない。

- 食欲の減退・増加がある。
- よく眠れない。
- 希望がもてない、自分は無力で役に立たないと感じる。
- 自尊心や自信がなくなったと感じる。
- 自分を責める、自分のことがいやだ、嫌いだと感じる。
- 罪悪感がある。
- イライラする。
- 人とつきあわなくなる。
- 集中できない。
- 自分のことに気を遣わなくなった（身だしなみや衛生面に気を遣わない、お酒や薬を飲み過ぎるなど）。
- 疲れやすい。
- 体の節々が痛む、筋肉が凝り固まっている、など。

うつの悪循環

うつには思考、感情、そして行動が関係しています。次の図のように、これらは互いに影響を与え合っています。

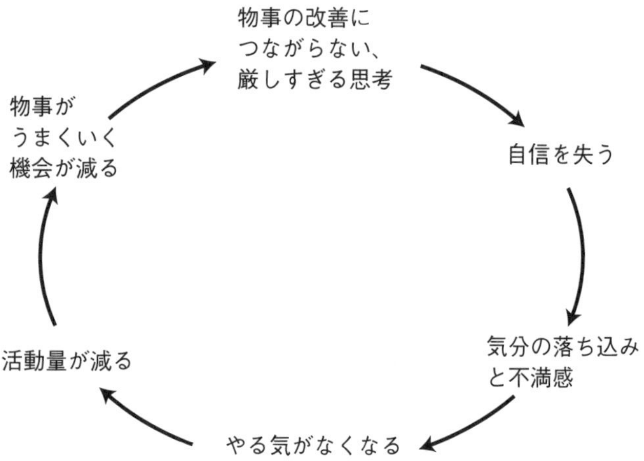

うつはどれくらいよくあるものなのでしょうか

4～5人にひとりが、一生のうち一度はうつになるといわれています。また、どの時点においても、成人の約10人にひとりはうつ状態にあります。うつは、年齢や性別に関わりなく、すべての人がなる可能性のあるものです。しかし、がんをわずらっている人やわずらった後の人がうつになる割合は普通よりも高い、と言われたら、あなたは納得するのではないでしょうか。がんを経験した後、うつになる人が何人いるかをはっきりと示すことは難しいのですが、いくつかの研究によると、その割合は25％から40％程度であるとされています。

なぜ、うつになるのでしょうか

最新の医学的理論によると、うつは、人生における出来事と、生理的な要素、遺伝的な要素の組み合わせによって引き起こされるとされています。

ある日突然うつになることもあれば、だんだんとなっていくこともあります。場合によってはこれという明らかな理由もなくなることもあります。しかしがんを経験した場合は、理由なくうつになる、というケースは当てはまりません。

・うつは、大きなストレスになることに直面して、引き起こされることがあります。がんは、まさにこれに当てはまります。
・ストレスが積み重なっている状態や、何か大きなものを失ったことがきっかけとなる場合もあります。がんはストレスと喪失をもたらすといえます。
・化学療法で使われる薬（訳注：抗がん剤）の中には、うつを引き起こすと考えられているものがいくつかあります。
・生理的な原因の場合もあります（例えば、脳内物質のバランスの崩れなど）。

「うつ」について

・あなたが弱いから、だめな人間だから、あるいは自分を甘やかしているから、うつになるのではありません。
・うつというのは、簡単に抜け出せるものでもありません。
・うつになるのは、あなたのせいではありません。

うつの治療：ジャングルから抜け出すには

うつは、ジャングルに似ています——暗く、恐ろしく、見通しが悪く、抜け出すのが難しい迷宮のような所です。ひとりより誰かの手を借りた方が、そこから抜け出しやすくなります。そしてありがたいことに、うつは治すことができます。ですから、うつのことをよく理解している専門家に相談することをお奨めします。例えば、かかりつけ医、看護師、カウンセラー、臨床心理士などです。これらの人たちは、あなたがこのジャングルから抜け出す手助けをし、助言してくれるでしょう。効果のある治療法は、たくさんあります。

もうこれ以上、化学物質を体内に取り込むのを想像するだけで耐えられないとしても、悲観することはありません。薬を使わない治療法もたくさんあります。

正しい情報と支援を得て、効果的な対処法を知れば、うつになっている多くの人たちが、そこから抜け出せるのです。

うつのジャングルから抜け出す方法

- **時間、情報、安心感を得ること**

　親身になってくれる友人や家族がいることや、単に時間が経つことで、このつらいときを乗り越えられる人もいます。しかしこれ以上のものが、必要な場合もあります。

- **気が滅入っているときに取りがちな行動を変える**

　やるべきことで、かつ、自分のやりたいことをやる、というように、実際に行動を起こすことで、また活動的になれる人もいます。

- **気が滅入っているときにしがちな思考を見直す**

　自分の思考の過程を見つめることが効果的だ、という人もいます。気持ちを沈ませる心の仕組みを探し出し、自分の陥っている「思考の罠」に気づき、それとは違う、より有益な考え方を見いだすようにしていきます。

- **薬物治療**

　薬を飲むことで沈んだ気分が改善されるため、人によってはそれが軌道修正のきっかけとなり、回復に向けた第一歩になる場合もあります（本書121〜2ページ参照）。

- **これらの組み合わせ**

　これらの方法を組み合わせるのが、多くの人にとって一番効果的です。

「まあ、それはそうだけど……」

うつの状態になると、よくなる可能性があることさえ、信じられなくなります。これを読みながら、あなたはこのように考えているかもしれません：「それはそうかもしれないけど……、ここに書かれている方法は、どれもこれも自分に効果はないだろう」

こう考えてしまうのは、あなたがわがままだからではなく、まさにあなたが今、うつの状態にあるからです。その状態にあると、どうしてもこのように考えがちです。

この章を読み進めていきながら、次のように考えていないかを注意してみてください。

・どうせだめだ、うまくいくはずがない。
・こんなことできるわけない、自分には無理だ。
・こんなことして何になるっていうのか。
・こんなの意味ないよ。
・あまりに単純すぎる。自分の生活はもっと複雑なんだから。
・何かをやり続けることができた試しがないから、これをはじめるのもやめておこう。
・これまでやったことでうまくいったことはない、だから今度も同じだ。
・もっと元気が出たら、助けてくれる人がもっとたくさんいたら、もっとやる気になったら、はじめるよ。
・著者が何を書こうがかまわないけど、実際にそれをやってみることとは、まったく話が違うんだよ。

もしこの最後の考えがすでにあなたの頭をよぎっていたとした

ら、あなたは間違っていません。確かにアドバイスをする方が、実際にやるよりずっと簡単です。うつから抜け出すには、それなりの苦労があります。この章のアドバイスに従っても、完全に抜け出せないかもしれません。しかしこのジャングルから脱出するための道を歩みはじめることはできます。そしてそれは大きな一歩なのです。

秘訣▶

根気よく取り組む

もし今のあなたが布団をかぶって中で丸くなることしか考えられないならば、そこから出ていろいろな方法を試してみるには、かなりの労力が必要です。変わるには長い時間がかかるでしょう。特にはじめのうちは、自分が変わったことに気づかないほど、その変化は微妙なものかもしれません。それでも続けてみてください。ここで紹介する方法は、科学的に試され、効果も明らかにされているものです。やりさえすれば、必ずうまくいく方法です。

自分にこのように言い聞かせるとよいと思います。

「がんの治療を終えたことは、単なる終点ではない。
回復と再生に向けた、出発点である」

あなたの気持ちは必ず改善します。

でも、どうして「今」になって悲しく感じるの？

あなたのがんの治療は終わりました。幸せにあふれ、ホッとして、とてもうれしく感じるはずです。ところが実際は、がんを経験した人の多くが正反対のことを感じています。

「治療が終わってがんが過去のことになれば、以前のような問題はなくなる、と思っていました」と25歳のジェーク（皮膚がん）は言います。「でもがんは終った、と感じられないのです。何もかもが、ずれている感じです。自分はラッキーだということはよくわかっています。ホッとして、幸せだと感じるべきなのに、そう感じないのです。行き詰まって、先が見えず、どうやったら元どおりになれるのか、わかりません」

ジェークは、治療を終えたことが、自分が描いていたようなハッピーエンドにならないことに気づいた、数えきれないほど多くの人たちのひとりです。がんは怖いし、ストレスになりますし、身体的にも消耗します。日常生活の妨げになるだけでなく、長期的な計画や展望の妨げにもなります。過去にうつになったことのある人は、がんをわずらっているとき、あるいは治療を終えた後に、うつになるリスクは高いと言えます。しかし、がんになった人なら、誰もがうつになる可能性があります。

それにはいくつかの理由があります。

1. 期待：自分自身によるもの、他の人からのもの。

2. あなたの体：体が思うように動かない、体力が戻っていない。

3. あなたの感情：トラウマを乗り越えた状態、疲労している。

では、それぞれについてみていきましょう。

期待からくるプレッシャー

「ささいなことで愚痴を言わない、と自分と約束しました」と、眼のがんをわずらった経験のある68歳のベラは語ります。「がんを経験してからは、一日一日が贈り物なのだから、毎日を感謝し、楽しもうと誓いました」

がんの治療中、多くの人が、もしがんが自分の体から消えるのなら、そしてがんが消えたなら、そのときには、あれをしよう、これをしようと考えます。

「自分にも、妻にもこう言い聞かせました。これを乗り越えられたら、これからは人の役に立つように生きていくよ」とキース（45歳、白血病）は語ります。「これまでやっていた会計士という、社会にとって重要とはいえないつまらない仕事は辞め、人生の終末期を迎えているお年寄り向けに、温かく家庭的な居住施設を設立しよう、と妻と話していました」

ところが、この「人生をより意義のあるものにしよう」というプレッシャーが、場合によっては、逆効果になることもあります。このプレッシャーがあなたを混乱させ、迷わせ、落ち込ませるのです。

自らのがんの経験を、資金集め、情報の普及、支援活動などの社会貢献につなげているという有名人の、「人生に訪れた二度目のチャンス」的な記事が私たちの目には頻繁に入ってきます。

この人たちのやっていることは確かに立派です。彼ら・彼女らはがんが自分の人生を180度変えた、人生が前よりよくなった、とさえ言います。これは超人的な功績です。しかしそれは常識を超えていることなのです。

がんを経験した人のほとんどが、自分なりのやりかたで静かに事態を収拾し、以前のように暮らしていくものです。実は、これができることさえ、すごいことなのです。がんをわずらった後、再び順調な生活に戻ることは大きな課題であり、決して簡単なことではありません。ただ、残念ながら、こうした普通の体験は、新聞の売り上げ増や視聴率の高い番組にはつながらないため、取り上げられることはありません。

あなたはすでに、周りの人たちは、がんという言葉を聞くだけで恐怖感を覚える、ということに気づいているでしょう。この恐怖感が、周りの人たちのあなたへの接し方を、治療中も治療後も、変えてしまいます。誰もが、がんになってからの人生は素晴らしい、という言葉を聞きたいのです。地獄を味わえば、頂点を極めることができる、という物語を求めているのです。そういう話を聞けば、周りの人たちのがんへの恐怖感は軽減されます。自分だっていつかはがんになるかもしれない、ということをよくわかっていますから。

あなたも、自分ががんになるまでは、これらの人たちと同じだったかもしれません。今でも自分に対してそのような希望や期待をもっているかもしれません。たとえあなた自身でなくても、周りの人がそういうプレッシャーをかけてくることは、ほぼ間違いないでしょう。

「私の治療が終わったことを祝うパーティをしたいと夫が言っています」と、アニラ（52歳、乳がん）は言います。「彼は、うれしくて、大喜びしているのですが、私は全然ちがう気持ちです。

祝うような気分にはなれません。うれしいと感じられません。気が滅入っていて、不安だらけです。外出のときに身だしなみを整える気力さえないのに、パーティなんてできるわけないでしょう」

ときに、医師や看護師などの医療者も、無意識のうちにこういったプレッシャーに加担することがあります。ジェイク（25歳、皮膚がん）は、かかりつけ医にこう言われた、と話してくれました。「また大学に戻りなさい、そして大学で自分のすべてを注ぎなさい。よく勉強して、よく遊んで、いい人生を歩んでくださいね」

それを実行することが、そんなに簡単なら、どんなにかいいでしょう。

治療を終えた後の体の状態について

心と体はつながっています。あなたの体は大きな打撃を受けました。傷あとがあり、気が動転しているかもしれません。体の一部を失い、たいへんな思いをしているかもしれません。疲労、体が思うように動かない、痛み、不快感、リンパ浮腫など、さまざまな副作用に押しつぶされそうになっているかもしれません。それに加え、前に比べて、体力や健康状態も低下しているでしょう。

ヴィクトリア朝時代には、「病み上がり」という概念がありました。そのころの人たちは、大きな病気の後、回復して体力を取り戻すためには、時間が必要だ、ということをちゃんと認識していました。ところが、年月を経て、驚異的な医学の進歩もあり、私たちはこの価値ある考え方を失ってしまいました。

私たちの体に対する意識も大きく変わりました。出産をみればよくわかります。現在では、女性は分娩後すぐに立ち上がれるもの、と思われています。しかし過去には、その後休息し、回復し、適応するための時間が与えられていました。

がんについても同じことが言えます。今日の患者に期待されるのは、退院した瞬間に（または経過観察の間隔が長くなるのと同時に)、張り切って何かをはじめようとすることです。そうすることへの期待に圧倒されそうだと感じることもあるでしょう。

「退院してきたその日に、上司から電話があり、いつ仕事に戻るのかとたずねられました」とシャキラ（39歳、子宮頸がん）は言います。「夫は、偶然だよ、と言いますが、私からすると上司は私ががんだったことをすでに忘れているように思います。また前のようにプレッシャーをかけてくるのです」

治療を終えてからの、あなたの精神面と気持ち

がんをわずらい、その治療を乗り越えたというだけで、あなたは驚異的なことを成し遂げた、ということをつい忘れがちです。

少しの間だけでいいですから、毎週毎週、化学療法室に、あるいは病院の待合室に入るときに、どれほど精神的な労力を使ったかを思い出してみてください。痛みや吐き気と戦っているときに、学校から帰ってきた子どもたちに笑顔をみせたり、近所の人と雑談したりするとき、どれほどがんばっていたかを思い出してください。この大仕事を、治療中、あなたは日常的にやってきたのです。マラソンを完走したり、ベン・ネビス（訳注：イギリス諸島でいちばん高い山）の山頂を極めたり、イギリス海峡を泳いだりするのと同じくらい、あるいはこの３つすべてを成し遂げたのと同じくらいの、精神力を使ったのです。疲れていて当然です。

「治療中は自分の一番強い部分だった精神力が、治療を終えてからは自ら折れることをよしとした、という感じです」とデビット（64歳、前立腺がん）は言います。「まるで自分の精神が活動しなくなった感じです。すべてを使い果たし、空っぽになり、消えてしまったかのようです」

事 例

アニラ（52歳、乳がん）の場合

乳がんの治療が終わった後、アニラは自分の気持ちがあまりにも落ち込んでいる、ということにショックを受けました。そして自分のことを否定的で厳しすぎる目でみるようになりました。私との初めての面談で、彼女は「私には生きている価値がありません」と語りました。「前みたいに家の掃除がきちんとできません。もし誰かが来たら、私のことをどうしようもないと思うでしょう。前のように家をピカピカにしておけるはずなのに。こんなんじゃ、誰もうちに来たいと思わないでしょう。もう罪悪感でいっぱいです。何ひとつうまくできないのです。家族の世話なんてもうできません。妻としても、母親としても失格です」

アニラの頭の中には、こうした考えが常に堂々めぐりをしていました。そのことにさえ気づかず、これらの否定的な考えを彼女はそのまま受け入れていました。彼女はだんだん引きこもるようになり、私のところに来たときには、朝起きて10代の子どもたちを学校に送り出し、ほんの少しだけ掃除した後、またベッドに戻り、夕食の支度まで出てこない、という段階に達していました。

私がアニラに初めて会ったとき、彼女は自分の考えていることを、あたかも事実のように捉えていました。そこで、カウンセリングでは、これらの考えは、彼女自身による状況の解釈にすぎない、それらが正確であるとは限らない、ということを伝えました（本書「第１章不安」を参照）。

➔

　また、私たちの脳は、どういうわけか、うつ状態を保つように働く傾向があることも説明しました。脳は「思考の罠」をしかけるのです。落ち込むと、私たちの脳はうれしかったことや、うまくいったことに焦点を当てないように作用します。全体的にみればうまくいっている、ということより、うまくいかなかった細々とした出来事に目が向けられるのです。そして、自動的に最悪の事態を想像してしまいます。そこで、カウンセリングでは、彼女が陥りがちな「思考の罠」に気づき、それに対処することに取り組みました。

うつになっているときにはまりがちなアニラの「思考の罠」

・**自分にレッテルを貼る**：「私はどうしようもない」
・**物事を心の中でふるいにかける**：まるで自分が達成できていることを、ふるいにかけて見えなくしてしまう、特別な眼鏡をかけているようです。「前みたいに家の掃除がきちんとできない」と言うアニラには、まずは自分は「掃除をしている」という事実が見えていません。していることを、ふるいにかけて意識から取り除き、見えなくしているのです。
・**非現実的で、自分に厳しすぎる期待をかける**：「ピカピカにしておけるはず」
・**人がどう思っているかを勝手に想像する**：「うちに来た人は、私のことをどうしようもない、と思うだろう」

→

・**先がどうなるかを勝手に想像する**：「誰もうちに来たいと思わないだろう」
・**両極端な考え**：「家をきれいにしておくことができない、だから私はもう家族の世話ができない」：これはアニラが、掃除だけが家族に対して愛情を示す方法だ、と思いこんでいることを示しています。
・**最悪の事態を想像する**：妻としても母としても失格だ。

これらの「思考の罠」に気づくことで、アニラは、自分の考えが事実に基づいておらず、現実的でもないことを認識しました。認識できると、対処が可能になります。気づいたことが、アニラにとって、うつから脱出し、歩みはじめる第一歩となりました。

「もうやっていけない……」

人によっては、うつがひどくなり、もう先へは進めないと考えてしまうことがあります。こうしたことは、なかなか人に話せないものです。自らも口にするのが怖いですし、聞く人にとってもつらいものです。

しかし、苦しみから抜け出したいと思うこと、朝、目が覚めなければいいと願うこと、あるいは、もうこれ以上続けていくのは無駄だと考えることは、あなたが想像するよりも、よくあることなのです。あなたの主治医や担当看護師は、あなたがこんなふうに考えていることを話したとしても、驚きも怖がりもしないでしょう。

このように考えてしまうことに対し、自分は弱い、愚かだと感じる、と多くの人が言います。しかし、こうした考えをしてしまうのはあなたに勇気がある証拠なのです。これらの思考をもちながらも、日々やっているのは勇気があるからこそなのですから。

しかし、「こんな状態でどれくらい続けていけるのか」「この苦しみが終わってほしい」といった疲れきったときの考えと、積極的に自死を考え、その具体的な方法にまで思いをめぐらせることとは決定的に違います。

万が一、あなたが本気で自分の命を絶つことを考えているのであれば、**絶対に放置しないでください**。すぐに助けを得ることが必要です。助けは身近なところで得られます。医療チームの人やかかりつけ医に話してみてください（あるいはがん患者支援の団体の相談窓口などに電話してください。本書の「参考情報」を参照）。

対処方法

うつへの対処

ステップ１：回復のための時間

「落ち込んではいけない」と思う代わりに、落ち込む時間を自分に与えてください。あなたがたどってきた道を思えば、落ち込むのは当然ですし、落ち込んでいいのです。あなたは感情に浸っているわけではありません。こんな気持ちが永遠に続くわけでもありません。第一、こんな気持ちでいることをあなた自身も望んでいないでしょう。あなたが悪いわけではないのです。

あなたに必要なのは、回復するための時間と空間です。残念ながらスイスのアルプスにあるヴィクトリア朝のクリニックに療養に行くのは無理でしょう。でも回復のための時間をとることを考えてください。回復するまでの間、どのように自分をケアしたらよいのかを、具体的に考えてみるようにしてください。

なぜうつの状態が、がんの再発を引き起こすことはないのか

何ごとも前向きに捉える「べきだ」、そして、ポジティブ思考によってがんを防ぐことができる、といった考えがあります。最近ではマスコミや社会にも、「前向きに考えるべきだ」という風潮があります。しかし、前向きに考えたからといって、がんにならないわけではなく、逆に、落ち込んでいたり、うつになっていても、それによってがんの再発リスクが高まることはありません。多くの科学的な研究がそう示しているのです。ですから、次の言葉を忘れないでください。

「暗くて不幸で不安に満ちたことを考えても、
がん細胞の働きにはまったく影響しません」

ステップ2：悲しむための時間を自分に与えよう

あなたはがんになったことで、いろいろなものを失いました。仕事を失い，昇進の機会を逃したかもしれません。金銭的な苦境に追い込まれたかもしれません。子どもをもてなくなったかもしれません。痛みのない生活が失われたかもしれませんし、体形が大きく変わったかもしれません。場合によっては体の一部を失ったかもしれません。さらに、家族の結婚式に行けなかった、子どもの入学式に参加できなかった、孫が生まれた大切な時期にまったく関われなかったということもあるでしょう。あるいは、自立した生活ができなくなったかもしれませんし、庭の手入れや、好きなスポーツができなくなったかもしれません。

そして何よりも、自分は丈夫だ、という感覚を失ったことが大きいでしょう。もちろんがんになる前も、あなたは自分のことを超人だとは思っていなかったでしょうが、以前はその現実に向き合う必要はなかったのです。がんを経験した人は、皆、それぞれ「失ったもののリスト」をもっています。その多くは長いリストだと思います。このことを悲しんでもいいのです。

うつへの対処に向けた練習　その１

悲しむための時間を作る

・誰にも邪魔されずにひとりになれるところに行く（寝室、浴室など）。
・悲しい音楽をかけたい場合は、かける。
・失ったものに思いをめぐらせる。
・自分の生活／人生が変わったことを認める。
・泣きたければ泣く。
・終わる時間をきちんと決める。
・この取り組みを行う時間は、長くて15分にします。目覚ましをセットする、終わる頃、友達に電話をかけてもらうように頼んでおくなどの方法で、必ず決めた時間内に終わらせましょう。好きなテレビ番組や、自分の好きなことをする前に、この取り組みをするといいでしょう。直後に楽しいことを計画すれば、悲しむ時間がそこで止まり、次に進みやすくなります。

秘訣▶

悲しみに溺れることを心配する必要はありません。

この対処方法を練習しても、閉じ込められていた否定的な感情が際限なく噴出するわけではありません。自分を哀れみ嘆き、悲しみに浸ることも、ますます落ち込むこともありません。もちろんそれががんの再発を引き起こすこともありません。第１章でも述べた、「ピンクの象」現象と同じです。悲しみや嘆きの気持ちを押し殺しても、それが消えるわけではないのです。押さえこんでも後でさらに大きくなって、出てきてしまいます。

ステップ３：よい生活習慣を身につける

うつを改善するためにはいろいろな方法があります。効果的なものの多くは、生活をちょっと変えればよいだけです。ここでは、不可欠なものを挙げておきます。

エネルギーを得るために、きちんと食べる

以下の５つのポイントは、必要なエネルギーを確保し、体力をつけることにつながります。ただし、主治医や担当看護師、病院の栄養士から栄養指導を受けている場合は、相談しながら進めてください。

１．**１日３食食べましょう**

食事を抜いたりせず、一定の間隔で食べるように心がけましょう。栄養に富んだ選択肢を確保するため、できれば前もって食事の計画を立て、買い物をすませておきましょう。

食欲があまりなくても、3回の食事の時間を決め、少ししか食べられない場合も、栄養がとれるようにしましょう。食欲が出たら、健康的で腹持ちのよい3回分の献立を考えるといいでしょう。そうすれば食べ過ぎや、間食のし過ぎが避けられます。

2．**全粒粉を選びましょう**

できるだけ「白い」食品や加工されたものは避けましょう。

3．**乳製品をとる場合は、なるべく低脂肪のものを**

スキムミルクや低脂肪の牛乳・ヨーグルトを選びましょう。

4．**1日最低5皿分の野菜と果物を食べましょう**

「虹」を食べるつもりで、皿の上にはできるだけいろいろな色の食材が並ぶようにします。例えば、にんじん、赤パプリカ、緑黄色野菜、バナナといった組み合わせです。それによって、免疫力を高める抗酸化物質をたっぷりととることができます。

5．**毎日「良質の脂肪」をとりましょう**

良質の脂肪は、鮭や鯖などの脂ののった魚、種、クルミ、なたね油などに含まれています。「悪い脂肪分」、つまりバター、チーズ、肉などの動物性食品、ケーキ、ビスケット、デニッシュなどに含まれる飽和脂肪酸の摂取は、最小限にしましょう。

秘訣▶

水分を上手にとる

・もっと水を飲みましょう！ 1日あたり、大きめのコップ8杯を目指しましょう。驚くほど、エネルギーが出て、消化の助けにもなります。

・アルコールの摂取は最小限にしましょう（アルコールは、体力を消耗させます）。

・炭酸飲料、リキュール、カクテルなどは避けましょう（これらに含まれる糖分によって、一時的にエネルギーは上昇しますが、その後エネルギーの急低下が起こります）。

・フルーツジュースは、適量なら飲んでもかまいません。コップ1杯分のフレッシュジュースは、野菜果物5皿中の1皿と勘定できますが、果物100%であってもフルーツジュースには糖分も多く含まれているため、エネルギーの急上昇・急低下につながります。

・カフェインは少なめに。カフェインはコーヒーだけでなく紅茶やコーラにも含まれています。カフェインも、エネルギーの一時的な急上昇とその後の急低下を引き起こします。

間食

あなたは、間食はよくない、と教えられてきたかもしれません。しかし、血糖値を安定させることができるものもあります。それによって、エネルギーを一定に保つことができます（疲れにくくなり、やる気をもたらすことにもつながります)。ポテトチップや甘いチョコレート菓子は、体によい影響を与えないことは明らかです。糖分や脂肪分の多いお菓子は、一時的にエネルギーを高めますが、その後それが急降下するので、かえって、疲れの原因となります。食事と同じように、計画的に間食することを奨めます。脂肪分、糖分、塩分を過剰に摂取せず、エネルギー、ビタミン、ミネラルを一定レベルで供給できるような食べ物を選びましょう。

健康的な間食として、5つの例を挙げます。

1. バナナ、ブラジリアン・ナッツやアーモンドなどのナッツ類(ローストされていない、無塩のもの)
2. 棒状に切ったにんじんスティックに、フムス(訳注:ひよこ豆をペースト状にしたもの)
3. チーズか脂身のないハムに梨
4. 全粒粉のシリアルに、スキムミルク、または、セミ・スキムミルク
5. 全粒粉パンのトーストに、低脂肪のチーズスプレッドまたはピーナッツバター、そしてトマト

秘訣▶

カフェイン、アルコール、（いまさらですが）ニコチンの摂取を、最小限にしましょう

これらの３つの薬物には、短期的にはストレスをやわらげる効果があります。しかし、総じて、カフェインのとり過ぎは、よくありません。また、ニコチンやアルコールのとり過ぎは、深刻な害をもたらします。

身だしなみを整え、清潔にすること

以前のような「身だしなみ」を整える習慣に戻るようにしてみましょう。毎日シャワーを浴びる、定期的に洗濯をする、床屋や美容院（がんを経験したお客さんと接した経験が豊富な床屋や美容院もあります）に行く、などです。マッサージ、マニキュア、ペディキュアなどをやったことがあれば、またはじめてみましょう。これを機に、はじめるのもよいでしょう。あなたには、それくらいのご褒美を受け取る資格があります。

もしがんを経験するまでは、きれいにヒゲを剃っていた人で、今、顔のうぶ毛が伸びっ放しであれば、毎日ヒゲを剃るようにしましょう。身だしなみに気を遣うことは、自分自身に対してよい感情をもつためにとても重要なことです。

体を動かしましょう

体を動かすことは、不思議とよく効く薬です。近年の研究ではウォーキングなどの定期的な運動は、抗うつ薬と同じくらい、軽度から中度のうつの人にとって、よい効果をもたらすことが示されています。

積極的に動けば体力がついて、体調もよくなります。それに、自信がつき、自尊心も高まります。昼間、活動的になると、夜はリラックスしてよく眠れるようになります。さらに、体を動かした後は、よい気分になるエンドルフィンというホルモンの分泌が活発になります。

だからといって、急にキックボクシングをはじめる必要はありませんが（療養の意味を忘れないようにしましょう）、週の大半は１日30分程度の適度な運動をするようにしましょう。体が温かくなり、少し息切れする程度の動きを、運動とみなします。

研究結果から、１日おきに30分歩くことが、
がんを経験した人の精神的・身体的健康によい影響を
与えることがわかっています。

しかしはじめのうちは、やり過ぎないことも重要です。適度な間隔で取り組み、少しずつ活動のレベルを上げていく必要があります（その方法については、本書「第６章疲労」を参照してください。また、主治医や看護師などの医療者に、その運動があなたに合っているかどうかを常に確認してください）。

体を動かしましょう：6つの提案

1.散歩を日課にする

犬の散歩をする、散歩仲間を見つけて定期的に一緒に歩くなど。公園、森や林、川辺など緑の多いところを歩けば、さらによいでしょう。

2.歩くことを、普段の活動に取り入れる

通勤時にふたつ前のバス停で降りて歩く、車ではなく歩いて買い物に行く、昼休みに10分程度歩くなど。また、できるだけ階段を使いましょう。エレベーターやエスカレーターを使わなければ、驚くほど動く量が増えます。

3.水泳をする

泳ぎは、水に入ることで痛みや刺激を最小限にしながらできるすぐれた運動です。地域のプールには、水中運動のプログラムを提供しているところもあるでしょう。水中運動には、体力に関わらず多くの人ができる、軽いものもあります。近所に屋外プールがあれば、夏には、そこにも挑戦してみてください。新鮮な空気と運動の効果を同時に得られます。

4.教室やグループ活動に参加する

激しいエアロビクスに参加する必要はありません。ストレッチ、ピラティス、ヨガなど鎮静効果があるものや、ダンス教室に参加するのもよいでしょう。事前に教室のインストラクターにあなたの事情を話しておき、あなたにふさ

→

わしいペースで徐々に体力をつけられるようにサポートをしてもらいましょう。あなたの住む地域に、ウォーキングのグループがあるかもしれません。大事なのは、自分が楽しめることを見つけることです。そこで人と出会い、何かのグループの一員となることも、あなたの気分の改善につながります。

5．庭仕事をする

草取り、土いじり、芝刈りなどは、中程度の活動ですが、屋外で新鮮な空気に触れ、自然に囲まれるので、さらに気分をよくする効果があります。

6．家事をする

拭き掃除、モップでの床磨き、掃除機かけ、ちり払い、工作や組立などの大工仕事も、イヤホンをつけて鏡の前で踊るのと同じくらいの、活動とみなすことができます。

秘訣▶

外に出ましょう！

もしあなたが外に出られるのなら、できるだけ外に出ましょう。緑の多いところなら、なお理想的です。自然は、それがたとえ、都会の公園の木でも、気持ちを落ち着かせ、気分をよくしてくれます。単に外に出て木を眺め、雨が顔にあたり、髪が風になびくだけでもいい気分になれるものです。外で感じるいろいろな感覚を意識してみましょう。木立の中の風の音、雨が顔にあたる感覚、腕に太陽の光があたる暖かさ、春の花や、草刈りの香りなど。

ステップ４：自分が進歩していくのを観察しましょう

落ち込んでいる人や、うつ状態にある人のほとんどが、「自分は今の状況にまったく対処できていない」「何ひとつ、こなせない」と口を揃えます。落ち込んだ気分や、うつになると、ものの見方が変わってしまいます。自分が成し遂げたことが見えない特殊な眼鏡をかけているような状態で、日々むなしく、灰色で意味のないものに見えてしまうのです。

あなたが毎日やっていることは、どうってことのない、つまらないことのように思えるかもしれません。しかし、少なくとも当面は、がんになる前と同じくらい物事をこなすことは、ほぼありえません。この特殊な眼鏡をはずして、日々あなたが成し遂げていることに目を向けるには、自分自身と戦わなければならないかもしれません。

うつへの対処に向けた練習　その2

活動の記録をつける

今日やったことをすべて書き出します。この作業によって、何もしていない、と思っていても、あなたが実際にどれくらい物事をこなしているのかがわかります。やり方は次のとおりです。

1. **1日を朝、午後、夕方、夜に区切ります。**それぞれの時間帯で、したことをいくつかメモします。「布団から出た」、「歯を磨いた」、「母と話した」、「メールをチェックした」、「雑誌を読んだ」、「お茶を入れた」といったことは、すべて含まれます。
2. **それぞれのことをこなすのに、どれくらいの労力が必要だったかを点数で示します。**それぞれのことに、0から10の点数をつけます。0はまったく労力を必要としなかった、10は、非常にたくさんの労力を要したことを示します。よく考えてください。がんになる前は、お茶を入れることは0か1だったかもしれません。しかし調子があまりよくなく、うつ状態であれば、お茶を入れるには7か8、あるいはそれ以上の労力を要すると感じるかもしれません。この作業で、自分の状況を客観的に把握できます。ひとつのことは、たいしたことがないと思うかもしれませんが、それをこなすには大きな労力を必要としたわけですから、あなたは実際には何かを成し遂げたのです。
3. **それぞれのことを、どれくらい楽しめたかを記録します。**こちらについても、0から10で表してみましょう。0がまったく楽しくなかった、10がとても楽しかった、とします。

4．これを、2週間、毎日続けましょう。できれば、さらに長くやりましょう。

なぜわざわざこんなことをするのか

活動の記録をつけることで、自分が思ったより、何かをやっている、ということに気づくことができます。徐々に楽しんだ程度を表す点数が上がり、必要な労力を表す点数が下がってくることに気づくでしょう。こうした点数の変化は、ほんの少しであっても、「今の状況がいやでいやでたまらない。何ひとつ楽しめなくなってしまった」と考えてしまうときに、非常に重要になってきます。だんだんとよくなっている、という証拠を自分の目で見ることが必要なときもあるのです。

秘訣▶

ノートを使いましょう

メモ用紙ではなく、ノート（あるいはパソコン、スマートフォンなどの電子機器）に自分の進み具合を記録しましょう。そうすることで、過去の状況を確認し、自分の変化を把握できます。

ステップ5：楽しい目標を設定しましょう

うつから抜け出すために重要なのは、あなたが楽しめることをすることです。ご褒美、おもしろいこと、気分がよくなるような活動が必要です。これはおまけ的なものではなく、自分勝手なことでもありません。落ち込んだ気分やうつ状態を改善するための、核になる作業なのです。

しかし、気分が落ち込んでいるときに、このたぐいの目標を立てることは驚くほど難しいものです。楽しめることをひとつだけ挙げることさえ、難しいかもしれません。その場合は、親しい人に、自分の目標を立てるのを手伝ってもらうのもよいでしょう。自分ではもうできないと思っていることや、もう一度やってみたいことを見つけるのを、手伝ってもらうのです。

うつへの対処に向けた練習　その3

自分は何をするのが好きなのかを探りましょう

自分の活動記録を見直してみましょう。想像していたよりも、中身が埋まっているのではないでしょうか。どんなことで埋まっていますか。仕事でしょうか、家事でしょうか。人の世話をすることでしょうか。気持ちが落ち込んでいるときは、人生の意義や楽しみを考えることさえ（ましてや、それをやることも）できないのが現状です。しかしこれこそが、うつからの脱出の鍵を握っています。この部分を読んで、「自分が楽しいと思うことなど、何ひとつない」「好きなことをする資格などない」と思ったとしても、このステップは省かずに、できるだけ読み続けてください。

楽しいと思うことに加え、日々の日課をこなすことをはじめる必要があります。楽しいと思える目標を立てれば、また人生を楽しむことができるのです。

楽しい目標の立て方

1. **あなたの生活でのいろいろな領域を考えてください。**仕事、レジャー、家族、精神面、運動、人づきあい、学び、習いごと、趣味などを含みます。
2. **まず、ひとつの目標に注目してください。**あなたにとって大切なものを選んでください。以前やっていて好きだったことのうち、がんになってからやめたこと、あるいは、前からやってみたいと思っていたことなどがよいでしょう。
3. **今日中にその目標を達成できますか？**　達成できれば、それは素晴らしいことです。しかし目標の多くは、達成に時間がかかります。そこにたどり着くまでに、いくつかの段階や短期的な目標設定が必要かもしれません。本書「第１章不安」の54～57ページで紹介したサラの目標は、不安による発汗なしで病院に行けるようになることでした。そのために、いくつかの段階に分けた、短期的な目標を立てました。楽しい目標を立てるのも同じ原理に基づいています。
4. **長期的な目標を見つめ、そこにたどり着くための段階を考えます。**例えば、以前やっていたようにベビー服を編むことが最終目標だとしたら、ベビー靴や帽子を編む前に、まずは以前使っていた編み針を出す、新しい毛糸を買う、編み図の本を注文する、というのが最初の段階になるでしょう。次にマフラーを編んで基礎的な編み目の練習をしてから、靴や帽子を編む、という過程をたどる必要があるかもしれません。

かしこい目標の立て方

一番大切なのは、現実的な目標を立てることです。うまくいかないとわかっていることを目標にしないようにします。自分の選んだ目標をよくみて、それが次の条件を満たしていることを確認します。

・**具体的である**：「もっと外に出る」のような曖昧な表現ではなく、「海で1日過ごす」などと、明文化しましょう。

・**測れるものである**：その目標を達成したかどうかを判断できるでしょうか（自分が海辺で過ごしたのは、数分間、あるいは数時間でしょうか）。

・**達成できるものである**：1日中家の外で過ごすのがあなたの最終目標かもしれませんが、少しずつ取り組みましょう。最初の段階での達成可能な目標は30分海辺で過ごすことかもしれません。できそうもないことを目標にするのはやめましょう。

・**意味のあるものである**：あなたにとって意味のある目標を設定しましょう（海が大好きでたくさん楽しい思い出がある、自分の子どもたちも海が大好きである、など）。

・**季節・時期が適切である**：その季節にその目標を設定するのが適切かどうかを考えましょう（今が11月だとしたら、1日中海辺で過ごすのは快適ではないので、その目標を夏まで延期するよう検討しましょう）。

秘訣▶

続けましょう

　はじめのうちは目標に向けた取り組みに乗り気になれないかもしれません。「おもしろい」とはまったく思えないかもしれません。それでも活動の記録をつけ続ける、つまり各ステップにどれくらい労力を要したか、どれだけの喜び・楽しみを感じたかを記録することで、自分の進歩を認識できるようになります。時間はかかるかもしれませんが、徐々にその過程を楽しめるようになり、次が楽しみになってきます。

事 例

キース（45歳、白血病）

目標を定める

キースは白血病の治療を終えた後、高齢者向けの施設をつくろうと計画していましたが、出だしからその夢は打ち砕かれました。銀行から、その企画には融資できないと言われてしまったのです。キースは非常に落ち込み、大好きなオートバイの整備もやりたくない、友達にも会いたくない、以前は大きな楽しみであった地域のダーツチームにも行きたくないという状況になりました。完全に引きこもり、イライラしやすくなりました。さらに、「この落ち込みから立ち上がれるはずなのに。自分は一緒にいてもおもしろくない存在だ、医師、看護師、妻のシルビアなど、体調が悪いときにとてもよくしてくれた人々に対して申し訳ない」という罪悪感でいっぱいでした。仕事には行っていましたが、それをすごいことだとは思わず、常に状況の改善にはつながらず、自分に厳しすぎることだけを言い続けました（「もっといろいろなことをするべきだ」、「仕事に行くだけなら、誰にだってできる」）。

キースに活動記録をつけてもらったところ、以前楽しんでいたことをほぼすべてやめていたことがみえてきました。彼はもう何をやっても楽しくないと思い込んでいましたが、いやいやながらも、試しに、仲間とのつきあいを再開することに同意しました。

まず、金曜日の夜に30分だけ近くのパブに顔を出すことにしま

→

した。それにはかなり努力が必要でした（これを行うのに必要とする労力に、最大の10点をつけていました）。というのは、できたら家で誰とも話さずにテレビをみていたいと思っていたからです。それでもとにかく行きました。友達は皆、彼が来たことを喜んでいましたが、彼自身はぎこちなく、何を話したらいいかわからないと感じました。ダーツを何とか一回やることができましたが、25分後にはパブを出ました。出たときにはホッとしました。最後にパブに行ってから1年以上経っていましたが、予定より5分早く出てしまい、楽しいとも感じなかったので、彼はこれを失敗と評価しました。

次の週の私との面談では、彼が労力ポイントに10をつけたことについて話しました。これはまさにキースがパブに行ったことは、失敗ではなかったことを証明しています。彼はそこに行った、というだけで、大きなことを成し遂げたのです。キースは両極端に考えるという「思考の罠」にはまっていることに、自分で気がつきました。目標の30分間、パブにいられなかったので、それは「失敗」だった、もう挑戦する価値はないと考えていました。彼のフィルター付き眼鏡で、重い腰を上げてそこに行った、という事実ではなく、うまくいかなかったところ（楽しめなかった）だけをみてしまっていたのです。

キースは、はじめ、もう二度とパブには行かないと言っていましたが、しぶしぶ、次の週も挑戦すると言いました。今回はもう少し現実的に考え、20分を目標にしました。そして、シルビアと

→

一緒ならパブに行くことにもっと意味があることにも気づきました。さらに、パブがそれほど混んでいない木曜日に行くのがいい、と考えるに至りました。

徐々にキースがパブに行くために必要な労力を表す点数が下がり、楽しんだ程度を表す点数が上がってきました。滞在時間も長くなり、金曜日の夜に行くようになり、ダーツに参加し、再び友達とつきあっている、という気持ちが芽生えてきました。毎週のパブ通いが楽しみになり、気持ちも大きく回復していきました。

うつになっているときにしがちな思考（「うつ的思考」）

「うつ的思考」をどう見極めるか

本書「第１章不安」では、自らの思考と行動を観察する「探偵」になる方法を学びました。落ち込んだときにも、この方法が役に立ちます。非現実的あるいは状況の改善につながらない考えを見極められれば、それに疑問をぶつけ、変えていくことができます。

「うつ的思考」は次のようにして、見極めることができます。

1. １日を振り返り、特に気持ちが落ち込んだときを思い出してみる。
2. そのときに、どんな言葉が頭をよぎったかを思い出す。
3. それを書き留める。書くのが好きではない、あるいはその思考がいやなものである場合は、書き留めるのはつらいかもしれません。しかし書けば、それに気づくだけでなく、少し距離を置けるのです。そのような思考に浸っていたとき、どんな気持ちになったかも書いてみましょう。書くことで、自分の思考の影響力の大きさにも気づくでしょう。自分の思考が、自分の気持ちや行動にどのような影響をおよぼしているかも、認識できるようになります。

4. 自分に再び言い聞かせてください。思考とは、ある事柄についてのあなたの捉え方あるいは解釈にすぎず、事実ではない、ということを（本書30～31ページ参照）。

秘訣▶

書き留めましょう

単に書くだけでは、いやな思考を取り除けませんが、それを紙に書くことで、あなたの心は、これを何度も自分のなかで繰り返さなくてもいい、と思うようになります。この方法は実に効果があります。

「うつ的思考」をどう克服するか

あなたの非現実的で状況の改善にはつながらない思考を認識し、それを書き留めることで、自分がどのような「思考の罠」にはまっているか、ということが見えてきたと思います。（本書32～33ページの「思考の罠」のリスト参照）。徐々に、罠にはまった瞬間を認識できるようになっていきます。書き留めなくても、すぐにそれに対して疑問を投げかけられるようになります。

「思考の罠」に気づいたら、次の問いかけをしてみましょう。

・**よいことを見えなくしてしまう特殊な「フィルター付き眼鏡」をかけていないか**：自分ができていることや、うれしいと思えたことなどが、フィルター付き眼鏡をかけているために、見えなくなっていないか。

・**うまくいかないことを、すべて自分のせいにしていないか**：逆に、うまくいったことはただの偶然、周りの人のおかげ、周りがサポートしてくれたから、と考える傾向はないか。

・**他の誰かがあなたと同じ状況だったら、その人に何と言うか**：(私たちは、驚くほどの二重基準をもっています。自分には厳しい基準、他人には現実的な基準、というように、異なる基準で判断しています)。

・**自分を悪く言ったり、レッテル貼りをしていないか**：それは正しいだろうか。それはあなたがやる気を取り戻したり、気分をよくしてくれるのに役立つ考えなのか。

・**「〜ねばならない」、「〜すべきだ」などの表現を多く使っていないか**：これらの表現は、あなたが自分に多くを期待していることの現れです。自分にやれ、と言っているのと同じことを、人にも求めるのか。自分の状況を考慮しているのか。こうした考えは、言い訳や、基準を下げることとは違います。あなたの経験を認めることなのです。

試してみましょう

法廷のドラマ

　あなたは自分の思考を観察する探偵になるようにしてきました。多くの罠を見つけ、尋問してきました。さあ、次はその「うつ的思考」を裁判にかけるときです。

・状況の改善につながらない考えを、ひとつ書き出す。
・紙の中心に、縦線を引く。
・線の片側に、状況の改善につながらない考えの証拠を書く。
・そのもう一方に、その考えとは逆の証拠を書く。
・ここで判決がくだされます。どちらの考えがより正確、正当で、状況の改善につながるでしょうか。どちらの考えが、あなたが立ち直り、目標を定め、それを達成し、うつのジャングルから抜け出す道を見つけるのに、役立つでしょうか。

事　例

ソフィ（19歳、骨がん）

うつを克服する

ソフィは17歳で大学に入って１年目、フランス語とドイツ語を学んでいるときに骨がんと診断されました。彼女は、治療のために１年休学し、治療を終えた１年後に私のところに紹介されてきました。というのも、大学に復帰していなかったからです。彼女はうつになっていました。

まず私たちが取り組んだのは、悲しむ時間を作ることでした（本書96ページ参照）。ソフィは、がんのせいで失ったいろいろなことについて、話す必要がありました。生活の中断、痛み、壊れた関係、仲間から取り残されたという感覚、実家に戻ったという逆戻りの状態、見た目や子どもを産めるかどうかの不安、将来に対する不安、自信がもてない状態、そして深い悲しみ。彼女は、悲しい気持ちを認めることが、「弱い、甘えている、自分勝手である」わけではないことに気づきました。

また、ソフィはフィルター付きの眼鏡をかけっぱなしの状態でした。彼女は、自分は毎日「ほとんど何もしていない」、自分のやっていることなど「意味がない」と言いました。ところが彼女の活動記録は目を見張らせるものでした。ソフィは大学に戻っておらず、人ともあまり会っていませんでしたが（彼女が、「やるべき事」と感じていたこと）、実際はかなり忙しくしていました。

→

実家に暮らしながら、母親が自宅で経営する小さなグリーティング・カードのビジネスを手伝っていました。１日置きに目の不自由な祖父をお茶の時間に訪ね、新聞を読んであげていました。週３回近所のプールで泳ぎ、小説を読み、コンピューターゲームをやっていました。

彼女の活動のうち、母親の仕事の手伝いは、かなりの労力を要しており（７～９点)、楽しみの度合いは低い（１～３点）ものでした。しかし、祖父を訪ねて新聞を朗読することには、労力をあまり必要とせず（４～６点)、自分が思っていたよりも楽しみのレベルは高い（５～７点）ものでした。この活動記録は、いかに彼女が「思考の罠」にはまっていたかも、示していました。それを見て、ソフィは自分が非常に高い期待をもっていたことに気づきました。例えば、「大学に復帰すべき」、「日々を楽しむべき」、という大きな期待です。しかし、フィルター付き眼鏡をかけていたことによって、自分は何も達成していないと思い込んでいました（「ただお母さんの手伝いで封筒に手紙を入れているだけ。こんなこと、子どもでもできる」)。さらに「友達は皆大学に行っているのに、自分の人生には意味がない」といった、両極端な考えをしがちでした。

ソフィはこれらの考え方を捉え直すことに一生懸命取り組みました。徐々に「思考の罠」に気づき、それに疑問をぶつけることができるようになりました。次に、目標設定の過程を経て、実は大学には戻りたくないことに気づきました。本当は、ヘア・美容

➜

セラピストになりたかったのです。そこで次の目標を立てました。

・**長期の目標**：美容セラピストになるための訓練を受ける。

・**中期の目標**：地元の講座を調べ、申し込む。

・**短期の目標**：地元のヘア・ネイルサロンでボランティアとして働く。

ソフィと最後に面談したときには、彼女の期待は現実的で、自分が達成できたことを認め、達成可能な目標を立てる方法を理解していました（本書110ページ参照）。ヘアと美容学校のコースに通いはじめ、新しい友達もできました。彼女は、「以前よりずっとよい気分です」と言いました。「他人が私に期待することや、自分がやるべきと思うことではなく、自分がやりたいことをやっています」と話してくれました。6ヵ月後、彼女から、乳がんを経験したことのある美容師のところで採用された、という電話がありました。がんを経験した人向けの、美容／ヘアケアの事業をはじめる準備をする、と話していました。

秘訣▶

自分をいじめない

物事を書き留めることは、多くの人にとって苦痛をともなうかもしれません。気持ちが沈んでいたり、うつになっていたりすると、自分は書くのが苦手だと思い込んでしまうかもしれません。

ペンを持つ気力をしぼり出すことさえ、たいへんなことかもしれません。「こんなこと何になるのか」と疑問をもつかもしれません。しかし何かを書くことで、あなたの思考は、ただ頭の中をかけめぐる形のない言葉ではなくなるのです。白と黒のはっきり目に見えるものとして、あなたの前に表れるのです。それが見えれば、対処もできるのです。

しかしこの書くということが現時点であなたに合わないのであれば、無理する必要はありません。この章には、書かなくても、他にできることがたくさん提案されています。これらも気分を改善するのによい方法です（「悲しむ時間を作る」「きちんとした食生活をする」「目標を立てる」「自分を癒す」など)。思考に関する部分について、書きたくない場合は、上の節を読み、頭の中でやってみてください。

抗うつ薬について

うつの悪循環にはまると、抜け出すのは容易ではありません。人によっては、特にうつ状態が深刻なときには、薬（抗うつ薬）を使うことが、回復への第一歩として、とても役立つ場合があります。逆に抗うつ薬の副作用を避けるため、できるだけ飲まないようにしている人もいるでしょう。この章では、気持ちの落ち込みやうつを改善できる方法を紹介しました。しかし薬が効果的な人もいます。

最近の抗うつ薬には、中毒性はありません。ただ、状態が改善されると、それは自分の努力ではなく、薬のおかげだ、と思ってしまうリスクがあります。エルサ（67歳、肺がん）は、抗うつ薬をやめたいと考えていました。彼女は、がんの治療をはじめて以来、２年以上抗うつ薬を飲み続けています。今はうつ状態ではありませんが、薬をやめたらまたうつになるのではと思っています。彼女は「薬を飲む前は、本当に悲惨でした」と言います。「薬には心底救われたので、飲みはじめる前のあの苦しみには戻りたくないのです」

エルサは、確かに薬によって、やる気が増していましたが、治療を終えたのも、体力を回復したのも、地元のチャリティのお店でのボランティア、タペストリー作り、バードウォッチングなど、以前楽しんでいた活動を再開したのも、自分自身の努力によるものとは認識していませんでした。エルサは、抗うつ薬をやめることについて、賢明にもアドバイスを求めてきました。彼女は、活動力を維持し、自分の達成したことを認識しながら（本書105ページ参照）、徐々に飲む量を減らすことに成功しました。彼女は、「私はもう薬に頼らなくてもやっていけると思ったので、最後の一錠も、不安なく飲むことができました」と言いました。

最後に……、癒しのリストを作ろう

落ち込んだ気持ちを乗り越えるにはかなりの労力が必要です。ですから、前向きになれて楽しめる、癒しの時間を自分に与えてください。自分に、次のような質問をしてみましょう。

・自分をリラックスさせるのは何か。
・癒され、落ちついた気持ちにさせるのは何か。

あなたを落ち着いた穏やかな気持ちにさせるもののリストを作りましょう。頭で考えるだけでもいいですが、それをふくらませたいのであれば、リストをラミネートして冷蔵庫に貼るのもいい方法です。要は、それを実際に実行にうつすことです。

洗い立てのきれいなシーツをベッドにかける、熱いお茶を一杯飲む、猫をなでる、音楽を聴く、子どもや孫が遊ぶのを眺める、地元のパブで一杯やる（もちろん主治医に、確認してからですよ）、といった簡単なことでいいのです。あなたの「癒しのリスト」から毎日ひとつやるようにしてみましょう。繰り返しになりますが、この方法は、取るに足らないものでも、自分を甘やかすものでもありません。きちんとした科学的研究によって裏付けられています――このような形で自分を癒すことで、落ち込んだ気分を改善できることが研究によって示されています。

家族、友人、ケアをする人へ：うつの人をどう支えるか

がんを経験し、落ち込んだ気持ちになっている人をサポートしようとしているのであれば、あなたも、本人と同じくらい、困難で混乱した状況に置かれている、と言えます。

大切な人の治療が終了したのですから、ホッとし、うれしく、ワクワクするのが普通です。その人が気分よく過ごせるように、と願うのも普通です。ですから大切な人が、また苦しんでいるのを見るのは、非常につらいことです。

本人が落ち込んでいるときに、助けるために何もしてやれないことは、特につらいでしょう。何かしようとすると、すべて逆効果になるように感じることもあるでしょう。

アニラの夫は、家族や友達がどれほど彼女を大切に思い、誇りに思っているかをわかってもらうために、パーティをしたいと考えました（本書86〜87ページ参照）。しかし、アニラは日程を決めるのを拒否し、その話になると、泣いてしまうことさえありました。彼はがっかりし、ときには腹立たしくなりました。彼女がどうなってしまったのか、理解に苦しみました。

対処方法

うつの人を助ける10の方法

1．自分自身のことをきちんとケアする

あなた自身がうつの悪循環の中に取り込まれないようにしましょう。まず、しっかりと食べ、寝て、運動してください。自分にご褒美や楽しみを与えてください。あなたもとてもつらい状況にあり、大切な人を見守るには、まず自分をサポートする必要があります。

2．自分の思考を見つめる（本書82〜83ページ参照）

相手が落ち込んでいることで、自分を責めていませんか。ひとりでその人を救えるはずだと思っていませんか。自分が相手の役に立っているかをその人の気分だけで測っていませんか。今の状況において、相手に多くを望み過ぎていませんか。

3．達成できたことに注目する

仮に相手の気分が改善しなくても、あなたは常に相手のために、小さなことから大きなことまでやっている、ということを忘れないでください。これを忘れると、絶望的になり、自分が役立たずだと感じてしまいます。

4．助けを求める

もしその人が自分を傷つける可能性があると感じたら、すぐに助けを求めてください（本書92〜93ページ参照）。このような状況になったら、あなただけで対応するのは不可能です――あまりに深刻です。その場合は専門家の助けが必要です。ただ、こうまでなる人はそれほど多くないことも知っておくといいでしょう。

5．議論や言い争いにならないようにする

相手に異議を唱えても、何の役にも立ちません。議論や言い争いは相手の気持ちを改善することになりません。アニラの夫は、アニラに、妻として母親としてだめだ、ということはない、と何度も言うのですが、彼女は、「本当はそう思っていないでしょう」「ただ口先だけでしょう」と反論します。このような議論は、皆を意気消沈させ、いらつかせます。異議を唱える代わりに、この章で取り上げた対処方法を見直し、必要なら、手伝う姿勢を示しましょう。例えば、目標の設定や、「思考の罠」を探る手助けなどがよいかもしれません（ただ、その人を責めるような言い方にならないように気をつける必要があります。違う視点を提供する、という役割を担うのもひとつの方法です）。

6．その人がより活動的になるように仕向ける

気分の落ち込みやうつは、小さくてもできることを成し遂げることで、少しずつ回復していきます。うつの人に対し、なんでもやってあげるのではなく――もちろんその人が苦しんでいるときには、やってあげたくなるのは当たり前なのですが――逆に、その人ができそうなことで、あなたの助けになることを探してみてください。あなたのためにお茶を入れる、あなたがハンギングバスケットに何を植えるか決めるのを手伝う、あなたの代わりに１時間は孫の面倒をみる、などさまざまなことが考えられます。ただし、気持ちが沈んだ状態やうつ状態にあると疲れやすいので、その人に負担をかけ過ぎないように気をつけてください。バランスをとることが大事なのです。

7．証拠を示すという役を担う

あなたの大切な人が言うことやすることには、現実的で具体的なコメントをしましょう。アニラの夫は、「おいしい夕食をありがとう」、あるいは「両親のところに一緒に行ってくれて感謝しているよ」と言って、はっきりと具体的に彼女を元気づけていました。アニラはそのときはそれを認めないかもしれませんが、彼の言葉は、彼女の状況の改善につながらない思考に対抗する材料となっています。

8．相手が思っていることを勝手に想像したり、相手が必要としていることや、あなたに望んでいることを決めてかからない

相手が落ち込んでいることを認め、どんなサポートが必要かをたずねるのは正しいことです。アニラの夫が、アニラにどうして欲しいのかをたずねると、家族や友達とのつきあいを少しずつ再開するのを手伝って欲しい、という意向を伝えてきました。そこで彼は、外で、家族のこぢんまりとした会を企画しました。そして彼女が帰りたくなったときの合図を決めておくことにしました。その１年後には、娘の18歳の誕生日のお祝いに、自宅でパーティを開くことができました。

9．あなたは相手のカウンセラーではない、ということを忘れない

あなたは、相手に近すぎる存在です。しかしあなたは、相手の言うことの良し悪しを判断しないよい聞き手になれます。相手にとっては話すだけでも貴重なことです。――話すことで自分自身で対処方法に気づくことがよくあるからです。何度も同じことを繰り返し、まったく進展がないように感じるかもしれません。でも続けてください。また、その状況についてのあなたの意見を伝えるのもよいでしょう——それによって状況が改善することもあります。ただし、直接異議を唱えることはしないでください。あくまでもあなたの個人的な視点として示し、同時に、相手の異なる見方も、認めましょう。意見の不一致を互いに認め、それはそれで受け入れてください（それに対しては、穏やかな気持ちでいましょう）。

10. 焦らない

気分の落ち込みやうつ状態を乗り越えるには時間がかかります。どれくらいかかるかは人によって異なります。あなたの大切な人は、自分ではよくなっていることに気づかないかもしれません。それをあなたが気づかせてあげてください。二歩進んで一歩下がる、というように感じるかもしれませんが、ほんの少しでも進歩のきざしに気づくようにしましょう。

第3章

怒り

“もし、また誰かに「がんを克服できて本当にラッキーだったね」と言われたら、私は何をするかわかりません。治療を終えてホッとしていることは確かですが、乳房をとり、化学療法を受け、髪の毛が全部抜けて早く閉経したことに対して、「ラッキー」と言うのは、周りの人たちが、いかにがんのことをちゃんとわかっていないか、の証拠でしょうね”

ジル、46歳、乳がん

怒りって何？

このような質問自体、あなたに怒りを感じさせるかもしれません。そんなあなたを、誰が責めることができるでしょう。でも、この質問は最初に受ける印象ほど変なものではありません。怒りがあなたの中でどう作用するかを理解すると、怒りに対処しやすくなるからです。

怒りという本能

怒りは人間の自然で普通の感情です。体の、いわゆる「戦うか逃げるか」反応の一部です。脅威を目の前にすると、本能はそれと戦うか、逃げるかどちらかの反応を起こします。脅威はさまざまな形で存在します。不公平だと思うことが起きる、暗黙のルールが破られるなども含みます。

基本的に、怒りは、脅威に立ち向かう（または逃げる）ために体の状態を整える本能です。現代社会では、身体的な反応が必要なほどの脅威はほとんどありません。しかし、今でも、人は怒ると体が行動を起こす準備を整えるようになっています。それは純粋な動物的本能なのです。

なぜ、がんはあなたを怒らせるのか

一言で答えるなら、あなたの医師がなんと言おうと、がんがあなたの命を奪うかもしれない、と感じるからでしょう。怒りは喪失に対する自然な反応でもあります。言うまでもなくがんはたくさんの喪失をもたらします。ですから、がんと診断されたり、治療を受けている最中に、ほとんどの人が憤慨や激怒といった気持ちを経験するのも理解できます。

「私は健康的できちんとした生活を心がけてきました。何でもちゃんとやるようにし、常に自分より他の人を優先してきました。それなのに、がんにやられてしまったのです」とテリー（61歳、肝臓がん）は言います。「道の向こうに住む人は、この世のクズみたいなやつです。酒は飲むしタバコも吸うし、ドラッグもやるし、怒鳴り声や暴言、うるさい音楽で近所に迷惑をかけまくり、奥さんに暴力もふるっています。それなのに彼は病気にもならず、左うちわで暮らしています。なんで自分ががんになって、あいつがならないんだ、と思わずにはいられません」

治療中のことを思い出してください。あなたをいら立たせたことがたくさんあったのではないでしょうか。同僚からの無神経なコメント、通院の度の長い待ち時間、病院からの請求書。あなたの考えや疑問——そのほとんどが答えのないもの——(「なぜ自分なのか」「不公平だ」「こんな思いをさせられるなんて、自分は何か悪いことをしたというのか」) が、そのときも、あなたに怒りをもたらし、無力感に陥らせたかもしれません。

しかし治療中は、こうした怒りの感情は、意外と役に立つものです。それが心理学者のいう「戦いの精神」につながることがしばしばあります。がんと診断された人は、できるだけ情報を集め、医療チームとうまく協力し、指示を一言一句守り、自分でいろいろ研究し、治る可能性を高める生活習慣に従う、など、ある種の決意をもって取り組むのです。もっているものすべてを捧げているのです。

特にたいへんなときは、怒り——エンジンをフル回転させすぐにでも動き出す気持ち——が、人によっては、状況に対処する助けになります。「私は治療中、怒りまくっていました」と、マイシー（59歳、悪性リンパ腫）は言います。「なんて不公平なんでしょう。友達や家族がこれまでどおりの生活を続けているのに、私の人生は中断してしまったのです。でも、こう感じるたびに、私は自分にその気持ちを向け、抗がん剤と一緒に怒りの波動を送りこんで、がん細胞を叩いているような気持ちになりました」

つまり治療中の怒りは当然で、役にさえ立つのです。しかし、治療後、となると話は違います。

がんの後の怒り

でもなぜまだ私は怒りを感じるのでしょう

あなたはがんに向き合い、やっとたどり着きたかったところに来ました。それなのに、なぜまだ怒りを感じるのでしょうか。なぜ、逆に、今の方が、がんと診断されたときや治療中より強い怒りを感じるのでしょうか。

あなたは理性を失ったわけでも、頭がおかしくなったわけでもありません。あなたの反応は極めて正常で普通です。がんの治療を終えてから怒りがまとわりつき、むしろ強くなる理由はいくらでもあるからです。

以下が、主な理由です。

「まだ怖いと感じる」

今は、がんは即あなたに脅威をもたらすものではなくなったかもしれませんが、まだ生々しいものに感じるかもしれません。あなたは多分、がんがまた戻ってくるのではないか、と考えたり、それに対する不安を感じているでしょう。それは人間として普通のことです（本書62〜63ページ参照）。

あなたは、病気や治療後の身体的および精神的な影響に苦しんでいるかもしれません。そしてあなたが経験したさまざまなことや失った数々のものを、思い出さざるを得なくなり、つらい思いをしているかもしれません。こうしたことは、あなたに憤慨の感情を湧き起こさせます。「がんになる前は普通にやっていたことが疲れていてできないと、自分に対して激しく腹が立ちます」とグウェン（77歳、膀胱がん）は言います。「もう終わったはずなのに、今も、がんの影響から逃れられない、と感じるのです」

「自分が無力に感じる」

治療の最中は、あなたも主治医や担当看護師も、がんの対処に追われています。ところが積極的な治療段階が終わると、それがどんなに待ち望んでいたことだとしても、ちょっとした喪失感に陥ります――場合によっては、無力感にも。今は何か目に見えるものをやっつけている状態とは違います。そのために怒りが生じる場合もあるのです。「自分でも信じられないのですが、いろいろな副作用があったのに、いざとなると治療をやめたくない、と感じました」とマイク（66歳、咽頭がん）は語ります。「実際、私は医師にがんを寄せつけないために抗がん剤でもどんな薬でもいいから、6ヵ月か1年に一度、出してくれないかと何度も頼みました。抗がん剤は私の命綱でした。そのおかげで生き延びたのです。医師たちはそれが私にとってどれほど意味があるかを理解してくれないのです。医師たちがわかってくれないことに対して、そしてわかってもらえるように説得できない自分に対して、非常に腹が立つのです」

「周りの人たちのせいで、気がおかしくなる」

人からの期待が、いら立ちの原因になることがあります。すぐにあなたが普通の生活に戻れると勝手に決めてかかるにしろ、あなたをか弱い花のように扱いたがるにしろ、誤解されていると感じるのが普通でしょう。「私が部屋に入った途端、友達は皆、声をひそめます。まるで私があまりにも弱々しいから、普通の声量では話せない、という感じなのです。もう気がおかしくなりそうです」とシャロン（31歳、メラノーマ）は言います。「どうしてそんなに私を特別扱いするのかわからないし、どうしたら、あの人たちに、私は大丈夫だ、と示せるのかもわかりません」

「どうしても振り返ってしまう」

積極的な治療を終えると、自分ががんになった原因を探ろうと、過去を振り返るようになることがよくあります。それが何度も何度も繰り返されるのが普通です。煙草を吸っていた、お酒の量が多かった、アスベストのある環境で働いていた、牛や羊など赤身の肉を食べていた、高圧線の鉄塔の近くに住んでいた、あるいは、誰もがやっている発がん性と関係があると言われているさまざまなことを、ひとつでもやっていたら、それを後悔し、罪悪感をもつかもしれません。自分に対して怒りを感じるかもしれません。

「私は10代の頃、タバコを吸わないと格好よくみえないと思っていました。20代、30代になり、喫煙のリスクを知るようになっても、自分だけは大丈夫と思って続けていました。がんは他の人がかかるもの、自分はならないと思っていました。なんて愚かだったのでしょう。そうしたら自分がなったのですから」とオティス（52歳、口腔がん）は語っています。

同じように、仮にあなた自身、あるいは医療者が、がんの症状を見過ごしていたとしたら、怒りや後悔の気持ちが生じることもあるでしょう。「臭いのするおりものがずっとあったのに、そのうちなくなるだろうと願いながら何年も過ごしてしまいました」とショネッレ（27歳、子宮頸がん）は語ります。「それで、やっとかかりつけ医の所に行ったのに、私の性経験のことだけをたずねられ、これまでに関係をもったのは２人だけだ、と言ったのに、性感染症クリニックを紹介されました。彼女がそんなふうな扱いをせずに、適切な検査をしていたら、早くがんが見つかっていたかもしれないと思うんです」

「自分に対していら立つ」

あなた自身の期待――「普通の生活に戻る」「がんのことは過去のことにする」「強く生きる」「生活を取り戻す」――といったことは、あなたに目標を与えてくれるかもしれません。しかし、期待に縛られすぎると、大きなプレッシャーになることもあります。目標に向かおうとしているのになかなかうまくいかないと、自分に対して腹が立ちます。「がんで、私の人生はもう十分長く中断されました。だから、それがなくなった今、もうがんには惑わされないと決めたのです」とデニス（63歳、甲状腺がん）は語ります。「でも、あまり元気のない日は、すごくイライラするのです。まるで、がんに生活が影響されるように自分で仕向けている感じで、弱い自分に心底、いや気がさすのです」

「がん、そのものに対して、むかつく！」

がんそのものに対して、怒りを感じることもあるでしょう。それがもたらした不安、痛み、混乱に対し、憤慨するかもしれません。あなたを人生の軌道からはずしたことへの激怒、失ったさまざまなものに対する耐えがたい気持ち、あるいは激しく攻撃されたような気持ちかもしれません。それなのに殴り返せる相手はおらず、訴えることもできず、怒りのもって行きどころがありません。「この病気が嫌い、大嫌いです、ただただ憎いのです。この地球上から消し去ることができたら、どんなにいいでしょう」、乳がんを経験したサリー（60歳）は言います。「がん研究のために、朝のコーヒー基金を設置するですって？　そんなのはあまりに少な過ぎます。どうにもできない無力感があり、怒りの気持ちに押しつぶされそうです。まるで怒りが自分をむしばんでいるかのように感じます」

怒りが問題となるのは、どのような場合か

怒りは、必ずしも悪いわけではありません。ときと場合によって、怒りが役に立つこともあります。脅威に即座に反応する助けになる、不公平な状況に異議を唱える、自分のニーズが満たされているかを確認する、などの場合です。例えば、地元の病院の化学療法室が閉鎖されると聞いて怒ることは、十分理にかなっています。その怒りを、当局に当てた手紙を書く、地位のある人に向けての陳情活動を行う、閉鎖されないようにキャンペーンをするといったことに向けることもできます。

怒りが問題となるのは、

・それが慢性化する。
・何もないのに脅かされている、あるいは正しく扱われていないと感じる。
・直面している状況と、感じる怒りの強さが不釣り合いである。
・キレやすい、あるいは周りに危険を感じさせる――怒鳴る、殴る、他の人（あるいは自分自身を）を危険な目にあわせる。
・長引く――自分ではどうしようもなく、コントロールできない。
・間違ったところに向けられる――例えば、職場では抑えているが、家の人に対しては怒りまくる。

手に負えない、度を越えた、あるいは向けられるべきでないところに向けられた怒りは、あなたにとってだけでなく、周りの人にもつらいものです。皆に恐怖をもたらし、害になります。

「覆い隠す」ための感情

怒りは、大声や怒鳴り声をともなったり、意地の悪い、攻撃的な暴力的行為などの、明確な形で現れるとは限りません。もっと陰湿な形で現れることもあります。あなたの態度に現れるかもしれません。例えば、がまんができない、イライラする、などです。あるいは、もっとじりじりとした形で出てくるかもしれません。あなたをもともと怒らせた現象はとっくにみられないのに、突然、ささいなことで爆発する可能性もあります。

怒りを解剖し、中身をよく見ると、その中に悲しみ、後悔、悲嘆、孤独感、不安、罪悪感など他の痛々しい感情があることがわかると思います。だから怒りは、「覆い隠す」ための感情なのです。他の重要なつらい感情をつつみ隠し、あなたがそれらに目を向けないですむようにしているのです。

怒りをどう扱うか

理解する：怒りという花火

花火は何もないのに爆発することはありません。

・まず、火の粉か炎を、導火線につける必要があります。

・次に、導火線（それが長くても短くても）が、燃え進んで花火の本体までたどり着きます。

・それによって中に詰められた爆薬に火がつき、ロケットが空中にとび、バーンと爆発します。

怒りもこれと同じように起こります。

あなた自身は気づいていないかもしれませんが、怒りは何か（火の粉、炎）によって引き起こされているのです。これが、自動的にあなたの頭の中にある考えを生じさせます（導火線）。そしてあなたの体が反応し、警報を鳴らします（花火の中に詰められた爆薬が爆発する準備）。この一連のプロセスの最後にならないと、あなたが「怒り」として認識している行動——怒鳴る、ドアを勢いよく閉める、口うるさく主張する、物を投げつけるなど——は起きません。

事 例

リアム（26歳、軟部肉腫）

「私は優しい大男として知られていました」と最初の面談でリアムは私に言いました。「体は大きくて強いけれど、ハエさえも殺さない。でもがんになってからは、二重人格のような気持ちになります。奥の部分には昔の自分がいるけれど、表面は怒った怪獣のようです。母が僕をちらっと見るだけで、「放っておいてくれ」と怒鳴ってしまいます。僕の彼女からも、あなたは変わってしまった、冷静になってくれないならもう一緒にいられないかもしれない、と言われました。変わりたいけど、どうやったらいいかわからない。怒りが生じると、自分で何を言っているのか、なんで怒鳴っているのかも、わからなくなるのです。でも、ひとつだけ確かなことは、今でも人を殴ることだけはしません」

このような怒りは、混乱を招きます。あなたは恐怖を感じ、行き場がないと感じるかもしれません。そこでまずリアムと取り組んだのは、怒りの感情に苦しんでいる他の相談者にするのと同じように、彼に、自分の怒りを理解させることでした。

そのためには、

・怒りは、何もないところから生じるものではない、と認識する。
・怒りは自分の思考、体、行動からできていることを理解する。
・思考、体、行動それぞれを、自分で少しずつコントロールできるように取り組む。

→

複雑に聞こえますが、これが怒りに適切に対処する唯一の方法です。リアムには、自分の「怒りの花火」について考えてもらい、それがどのように起きているのかを、私と一緒に解き明かしていきました。

リアムの怒りの引き金（火の粉）

リアムは、自分の怒りには主にふたつのきっかけがあると気づきました。

1．友達が遊びに行くときに、自分は疲れていて一緒に行けない。
2．1日の終わり、仕事から家に戻ったとき。

リアムの思考（導火線）

怒りを感じると、リアムの思考は次のようにめぐっていきます。

・がんの不公平さ、それがいかに人生の最盛期に彼を立ち止まらせてしまったか。「なぜ自分なのか。なぜ今なのか。人生の軌道に乗りはじめたばかりなのに、全部中断させられた。外に出て、皆と同じように楽しんでいなきゃおかしいのに」
・家を買うところだったのに、がんのせいで買えなくなった（そのために、実家に戻るはめになったことが、怒りの引き金になっている）。「また10代の頃に逆戻りしたようだ、親元で暮らし、親に依存している。自尊心が傷ついたと感じる」

➔

リアムの体（爆薬）

友達が夜、遊びに行く計画を立てている前では怒りを抑えていられるが、自分の体は（花火の本体のように）、爆薬でいっぱいになっているように、とても緊張していることに気づきました。拳を握りしめ、肩が前に出て、体が熱くなるのです。

怒ったときのリアムの行動（爆発）

実家のドアを開けたとたん、抑制が効かなくなり、母親と彼女に向かって爆発します（言葉による爆発）。相手が何を言おうと何をしていようと関係なく、悪口をいい、けんかを売り、怒鳴りちらします。

この取り組みによって、自分の怒りを、母や彼女にぶつけて八つ当たりしていることがはっきりわかり、彼は困惑しました。しかし、自分の怒りを理解できたので、この取り組みは役に立ったと思っています。怒りが正体のわからないものから、管理しやすいものになりました。リアムの怒りやその引き金は完全にはなくなっていませんが、下記に説明する方法を使って、怒りを上手にコントロールできるようになりました。

引き金をいかにコントロールするか

もし怒りが爆発する前に散らすことができたら、そしてそもそもあなたの怒りの要因（引き金）に対処できたら、ほぼ確実に怒りをコントロールできます。

試してみましょう　その1

引き金を認識する

怒りが爆発したあと、落ち着きを取り戻したら、振り返ってみましょう。自分にたずねてください。まず、何が起きて、怒りの引き金になったのでしょう。最終的に爆発（自分の怒りの噴出）に導いた、導火線（つまり自分の思考）に火をつけたのは何だったのでしょう。

引き金になるものは、いくらでもあります。場所、人、言葉、写真、曜日、時間、要求、仕事の山、罪悪感、恥、恐怖を感じさせるような出来事など。怒りの引き金となりうることが、いかに多いかに驚くと思います。

秘訣▶

引き金になることをまとめてリストしておくと、役に立つかもしれません。そこから、あなたに「火をつける」ものの共通点やテーマが見えてくるかもしれません。

試してみましょう　その2

引き金を引かない

方法：

・**引き金に気づく**：何が引き金になるかを認識するだけで、それから距離を置くことができ、その力を弱めることができます。例えば、リアムは金曜日に自分の状態をよく観察するようになりました。同僚たちが週末の計画を立てているのに聞き耳を立て、自分の反応に注意を払いました。そうすることで、彼は怒りから距離を置いている、という感覚をもてるようになりました。

・**その状況を避ける**：さて、この本では、ずっと、つらいことから逃げるな、と言ってきました。しかし怒りに関しては、少し違います。常に怒りを表に出すべきである、そうしないとそれはなくならない、と思うのではなく、ときには、あなたを怒らせることから立ち去る、あるいはそれを避けることが状況の改善につながることがあります。例えば、リアムは、金曜日のお昼の時間に会議を入れ、友人や同僚とランチをしなければ彼らの週末の予定を聞かなくてすむので、怒ることもないと気づきました。

・**引き金自体を変える**：引き金の正体がわかれば、引き金やそれにつながる要因を変えられるかもしれません。例えば、リアムは実家に住んでいることが自分を激怒させると気づいたので、がんと診断される直前にはじめていた、家探しを再開しました。

対処方法

自分の思考をコントロールする

あなたの思考は導火線です。それが素早く爆薬の詰まった花火に届くか、ゆっくりと燃えて時間をかけてそこにたどり着くかのどちらかです。いずれの場合も、爆薬にたどり着き、爆発します。これらを「カッカしている」思考と名付けることにしましょう。

この燃える導火線／カッカしている思考を、爆薬にたどり着く前に消せたら、怒りをコントロールしたことになります。これらの思考は、たいがい「思考の罠」からできています（「思考の罠」の詳しい説明は、本書31～33ページ参照）。

怒っているときに陥りがちな6つの典型的な「思考の罠」

1. **人がどう思っているかを勝手に想像する**：「皆すごく自分勝手だ。友達はだれも僕のことなんか考えていない。僕が疲れて今夜は遊びに行けないってことも、僕が病気だったことさえすっかり忘れているんだ」
2. **両極端な考え**：「今夜、彼らはすごく楽しい夜を過ごすんだ。それに引き換え、僕はくだらない夜を過ごすことになるんだ」「仲間と同じくらいの体力がなければ、一緒に遊びに行く意味なんてない」
3. **物事を自分への当てつけとして捉える**：「親は自分を家に置いておきたいんだ。誰かの面倒を見続けたいものだから、僕が出ていかないようにしているんだ」
4. **状況の改善につながらない、あるいは非現実的な期待（自分や人に対して）**：「彼女は僕がどんな気持ちでいるのかわかるべきで、僕が話したくないことがわかっているのに、あれこれたずねるべきじゃない」
5. **自分にレッテルを貼る（そして極端に感情的な言葉を使う）**：「私は自分勝手で、人への感謝の気持ちのかけらもない、暴れ回る怪獣だ」「あいつらは思いやりも、心もまったくない、ひどいくそったれ野郎たちだ」
6. **最悪の事態を想像する**：「僕があまりに悲惨だから、彼女も去って行く。誰も僕と一緒にいたいとは思わない。友達もいなくなり、ひとりぼっちになる」

対処に向けた練習１

「カッカしている」思考に気づこう

怒りが爆発した後、間を置いて、少し冷めてきたころに、この練習をやってみましょう。

日中、怒りが爆発した日があったら、それが収まるまで待ち、その日の夕方以降、あるいは次の日に振り返って、何がきっかけになったのかを考えてみましょう。少し距離を置けば、ほとぼりが冷めるでしょう。あなたも怒りの再燃は避けたいでしょう。もし１日に何度かの爆発があっても、この練習で取り組むのはひとつで十分です。

1. **自分が映画に出演している、と想像する**：心の目を通して、あなたの怒りを取り巻く状況をスローモーションで再現してみましょう。そのとき何を考えていたかを思い出すことに集中しましょう。どの思考がカッカしたものでしたか。具体的にどのような言葉が、頭をよぎりましたか。どの思考に縛られていましたか。思い出すと、また緊張してくるかもしれませんが、これこそが、それが、「カッカしている」思考だという、一番わかりやすいサインです。
2. **「カッカしている」思考を書き出す（スローモーションで再現しているときに）**：書くことで何があなたを怒らせていたのかが明らかになります。あなたが自分にどんな言葉を発しているかを具体的にみれば、その思考に対処しやすくなります。またそこから距離を置くこともできます。距離を置くことは、怒りにおいてはとても役に立ちます（冷静さを保って、物事を明確に考えることができます）。しかし紙に書くことが怒りの引き金になるほどいやなら、頭の中でこの練習に取り組んでください。

距離を置いた状態で（つまり爆発してから何時間か過ぎたあと）「スローモーションでの再現」を何度かやったら、次は、怒りが爆発した直後（あるいはその最中に）に、「カッカしている」思考を探してみましょう。もちろんそのときに書き留めるのは無理だと思います。要はそのカッとなった部分に自分で気づくことです。そうすればその思考を追い出すこともできます。

対処に向けた練習 2

「カッカしている」思考を冷ます

さて、あなたは「カッカしている」思考を捉えることができました。そして、それは頭の中で燃えています。すぐに消火器が必要です。あなたの手元にあるたったひとつの消火器は（洗面所に行って水で顔を洗う以外に！　実際この方法も役に立ちます）、別の考え方をすることです。「カッカしている」思考に気づいたら、次のように考えてみましょう。

・これは本当だろうか。
・これを自分への当てつけだ、と考え過ぎていないだろうか。
・この考え方は、状況の改善につながるだろうか。
・自分に対して何をすれば、あるいはどのような言葉をかければ、状況の改善につながるだろうか。

まだ慣れないうちは、紙に書くのもいいでしょう。しかし、いずれは頭の中でできるようにしましょう。「カッカしている」思考は、鉛筆と紙が手元にあるときまで待てないからです。はじめのうちは、「カッカしている」思考が湧き出てきたら、1、2分でもひとりになれる場所に移動したり、ちょっと散歩にいったり、1から10までゆっくり数えたり、あるいは、トイレ休憩をとったりするのもよいでしょう。

対処に向けた練習3

合図カード

単語帳か、小さな紙を用意します。そこに、上で紹介した「カッカしている」思考を冷ます練習を通して出てきた、効果的で現実的な思考を書きます。自分を落ち着かせる言葉を書き留めておくのもよいでしょう（下記のリストを見てください）。もしあなたがハイテクなタイプなら、必要なときにいつでも見られるように、iPhoneなどのスマートフォンや、常に持ち歩いている電子機器に落ち着かせる言葉を入力しておきましょう。

この「合図カード」をいつも持っているようにしましょう。

引き金に遭遇しそうなとき、あるいは、「カッカしている」思考が燃えているとき、この合図カード（あるいはその電子版）を見ます。ちらっと見るだけでも、違う考え方があることを思い出せます。

役に立つ合図の例：

・ほとんどの人は、自分をおとしいれようとしているのではない。

・物事は、完璧である必要はない。

・１から10まで数える。

・ゆっくりと呼吸をする。

・大丈夫、対処できる。

合図カードを見れば見るほど、そこに書かれたことが頭の中に深く浸透します。ポケットに入っている合図カードに触れるだけで、落ち着くと言う人もいます。これらの合図は、引き金を目の前にしたときに、冷静な考えが戻ってくるのを促します。**これらの冷静な考えが、あなたの消火器なのです。**「カッカしている」思考に水をかけ、導火線を湿らせて花火が爆発するのを防いでくれるのです。

対処方法

体の緊張感をほぐす

怒りは体を緊張させます。なので、体をリラックスさせることが、怒りのコントロールの、大きな部分を占めます。

そうするための方法として、運動とリラクセーションがあります。本書「第８章リラックス」に、体を落ち着かせる方法が詳しく書かれています。その中でも、怒りに対して特に有用な方法がいくつかあります。

・**突発的な激しい活動**：あなたの花火（体）には、爆薬が詰められており、爆発寸前になっています。しかし運動することでその緊張を放つことができます。導火線の火がそこにたどり着く前に、爆薬を取り除くことができます。爆発しそうだと思ったら、激しい活動を短時間するのが効果的です。すぐにエネルギーを消費できることをやってみましょう。もちろん何があなたに効果的かは、あなたの体力とそのときどんな場所にいるかによります。クッションを叩く、短時間早歩きをする、庭を掘り返す、手足を広げながら大きく飛び跳ねる、階段を駆け上るといったことが、役立つ行動として実際に経験した人たちから挙げられています。必要なら、そして可能なら、走る、壁に向かってボールを蹴る、腕立て伏せをすることも、役に立ちます。短時間で少し息がはずむくらいの運動を目指してください。

・**定期的な運動**：長期的に怒りをコントロールするには、定期的な運動が驚くほど効果を上げます。運動は、根底にある体の緊張を解き放ってくれます。普段からリラックスしていれば、導火線に火がつきにくく、爆薬もそれほどびっしりと詰まった状態でなくなり、怒りに火がつきにくくなります。理想的には週3、4回、中程度の運動を目標としましょう（本書101～104ページ参照）。定期的に行うことが鍵です。なるべく、あなたが楽しめて、達成感が得られることをやりましょう。体力的に可能なら、テニス、スクワッシュ、クリケット、サッカー、ネットボール（訳注：サッカーボールを使って行うバスケットボールのような戸外のゲーム）など対戦相手がいるか、チーム制のスポーツをやると、たまった怒りの感情のいき場になるかもしれません。

・**リラクセーション**：怒りがふつふつと湧いてきたとき、すぐにその場で使えるリラクセーションの方法を身につけるのもよいでしょう。それに加え、定期的な運動と同じく、根底にある緊張を解くために、普段行うリラクセーション法を練習するのもよいでしょう。そうすると、怒りっぽさがなくなってきます。本書「第８章リラックス」ではその方法を説明しています。以下は、特に怒りに対して効果的なテクニックです。

怒りを散らすふたつの速攻トリックをやってみましょう

怒りの導火線に火が付き、爆薬に向かって燃えていると思ったら、次のふたつの方法を試してみましょう。

1. **「ゆっくり呼吸」**は、いつでもどこでもできる、心身をすぐに落ち着かせる方法です。**吸うよりも吐く方を長くすることが鍵です**。数を数えながら、ストローを使って息を吐くようなつもりで、または口笛を吹く、あるいは、風船を膨らませるような感じで（つまり唇をすぼめて）、行いましょう。一息吐く度に、肩を落としてリラックスした感じが体中をめぐるのを意識しょう。

2．**体に力を入れてからゆるめる方法**は、本書「第8章リラックス」で紹介している筋肉のリラックス法（筋弛緩法）の簡易バージョンです。これは、爆発寸前のときに役に立ちます。単に拳を握りしめてゆるめる、あるいは、肩に力を入れて上にあげ、次にゆるめるだけで、すぐに緊張がほぐれます。手や腕が相手を殴りそうになっているときに、よい代替行為となります。

怒りを長期的にコントロールしていくためのリラックス法

日常生活に気持ちを落ち着かせる活動を取り入れることは有効です。毎日10分か15分、ひとりになれる時間を作ります。横になり、1、2分ゆっくりと呼吸します。次に、視覚化法（本書347〜53ページ参照）をしながら、体に力を入れてからゆるめる方法（筋弛緩法）を行います。視覚化に取り組む際は、冷静になれて、落ち着いて、集中できる環境で行いましょう。定期的に練習することで、あなたの全般的な緊張はほぐれ、怒りの引き金で腹を立てることも少なくなっていきます。

それでも怒りが爆発したら

被害を最小限にとどめる

どんなに深呼吸をしても、だめなときもあります。引き金をコントロールし、思考に気を配ってバランスを心がけ、体の緊張をほぐしていても、結局爆発してしまうこともあるでしょう。その場合は、被害を最小限にする必要があります。

まずその爆発が広がるのを抑え、混乱を少なくすることが必要です。

以下は、がんの経験がある人がうまくいった例として挙げたものです。

・その部屋を出る：あなたを怒らせることや状況や人から、物理的に離れることが有効なときもあります。
・クッションや枕を叩く。
・新聞紙をぐちゃぐちゃに丸める、びりびりに破く。
・塀に向かってボールを蹴る・投げる。
・顔に冷たい水をかける：即、ほとぼりを冷ますのに役立ちます。
・外に出て、大声で叫ぶ：声に出す必要がある場合もあります。
・ドアを思い切り閉める。
・「私は怒っている。ひとりになりたい。今は、話すこと／あなたの言うとおりにすること／聞かれたことに答えること／意味を理解することは無理だ」と口にする。

被害を最小限にすることは長い目でみると、あなたが何を必要としているかを他の人に伝え、理にかなった形で自分を主張することにつながります。主張する行為には、自分の気持ちに正直になってそれを隠さないことと、正直さが話す相手にどう影響するかに気を配ることの両面があります。ここでは、自分を尊重することが重要です（自分に「だめ」とか「弱い」人間、というレッテルを貼らない）。しかし、他の人たちや他の人の意見も尊重しなければなりません。

怒りを表現する

怒りを溜め込んでいると、それをそのまま流すことが難しいと感じるかもしれません。怒りはだらだらと続いていくものです。同じことが、何度も何度もあなたをいら立たせます。これが自分に当てはまる、という人には、怒りを「放つ」ために、次の方法が有効かもしれません。

誰も座っていない椅子に話しかける方法

あなたを怒らせる人（あるいは、がん）が目の前の椅子に座っていると想像します。必要なだけ時間をとって、それに向かって、本当は言いたかったけれど、自分は礼儀正しいきちんとした大人だから（あるいはそうなろうとしているため）言えなかったことのすべてを吐き出します。これがあなたにとって、怒鳴る、罵る、思いつくすべての悪口を言いたい放題言う、そしてあなたの怒りの根源に対して自分が何をしたいのかを思い切り言えるチャンスです。

秘訣▶

誰も座っていない椅子に話しかけるのは、実際、役に立ちます。ただ誰もいないことを確認してからやった方がいいでしょう。これには本当に癒しの力があります。この方法を好きなだけ繰り返してください。もう十分、と思えるときがきたら、自分でそれがわかりますから。

投函されることのない手紙を書く方法

絶対に投函しない手紙を書きます。どんどん書き続けてください。全部吐き出します。好きなだけ狂って、ヒステリックになって、理性を失っていいのです。ただ、どれほどその手紙を投函したいと思っても**絶対に出してはいけません**。書いたら、すぐに処分してください。この手紙はあなたの中から感情を放出させるためのもので、**コミュニケーションのためではない**からです。この方法と、誰も座っていない椅子に話しかける方法だけで、自分の怒りを十分に出し切った、と感じられるかもしれませんし、言いたいことがあることに気づいたにすぎない場合もあります。

専門家の支援が必要な場合

誰にとっても、どんなときでも、怒りの根源を理解しそれをコントロールするのは、大きな課題です。がんを経験した後となればなおさらでしょう。しかし怒りは、それを自分の中で溜め込むにしても、周りに向けて吐き出すにしても、害をおよぼす感情を生じさせる場合があります。したがって、それをコントロールすることは重要です。

怒りが攻撃的あるいは暴力的になってしまう場合、特にそれをコントロールする必要があります。あなたの怒りが、自分や周りの人にとって危険あるいは有害な行動につながっている場合は、すぐに専門家のところに行ってください。

たとえそこまで極端な行動に出ていなくても、もしこの章で紹介した怒りをコントロールする方法を１ヵ月間やっても日常的に怒りが爆発し自分や周りにストレスを与えているなら、即、専門家の助けを求めるのがよいでしょう。あなたに必要な支援を探してもらえるように、かかりつけ医、主治医や担当看護師などに相談しましょう。

事　例

リアム（26歳、軟部肉腫）

投函されることのない手紙

リアムの彼女は、古い仏教の教えから、「怒りは熱い石炭のようだ。長く手に持っているとやけどしてしまう」という言い伝えを見つけました。

これは、リアムの心に響きました。自分の怒りは、周りだけでなく自分をも傷つけていることに気づきました。そこで私を訪ね

➡

てきました。誰も座っていない椅子に話しかけるのはあまりに変だと思ったそうですが、投函されることのない手紙を書く方法を試みたところ、溜め込んでいたたくさんの怒りと欲求不満の感情を出すことができた、と言ってきました。彼は、いろいろな人や自分の「がん」に宛てた何通かの手紙を書きました。そしてその手紙を、粉々に破く瞬間が一番気持ちよかった、と言いました。

リアムは、地元のプールで水泳をはじめました。後に、自制心と自己防衛の方法を教える空手に出会います。彼は、手術をして片足が短くなっていたにも関わらず、とても上達しました。

最後の面談のとき、リアムはこう言いました。「まだ日々のちょっとしたことで、いらついたりはします。例えばコピー機が壊れたとか、渋滞に巻き込まれたとか。でもこれは普通のことだとわかっていますし、ゆっくりと呼吸したり、体に力を入れた後にゆるめる方法（筋弛緩法）を少しやれば、イライラはだんだん薄れていきます。治療後のはじめの数ヵ月、自分を支配していたあの怒りはもうありません。多分、身体的に怒りを発散させる方法を見つけたからだと思います。冷静に考えられるようになり、導火線も前より長くなりました」

リアムは自分ががんになったという事実も、それにはなんの理由も根拠もないということも受け入れるようになった、と言いました。身体的、感情的にも自分をコントロールできるようになり、将来に対しても楽観的に感じられるようになったのです。

さあ、はじめてみよう

これらは皆、無駄話のように聞こえるかもしれません――また向き合わなければならないこと、やらなければならないこと、あるいは自分を責める理由が増えた、と感じるかもしれません。傷つき、強い否定的な感情でつらい思いをし、導火線が短くなり、イライラして怒りっぽくなっているときに、段階を経ながら落ち着いて怒りに対処していくことなど、一番やりたくないことかもしれません。それでも、この章に書かれた方法のどれか、最初はまずひとつかふたつを選んでやってみると、うまくいくことを実感できると思います。

怒りによって私たちは消耗し、困惑し、集中できなくなります。また、怒りはあなたにとっても周りの人にとっても恐ろしいものになる可能性もあります。怒りを過去のものとする、あるいは、それが起きても上手に対処することができたら、回復にむけての大きな一歩を踏み出したといえるでしょう。生活のさまざまな面において――体力にしても、人との関係においても――よい気持ちでいられるようになります。ですから取り組む価値は十分あります。周りの人はもちろんですが、何よりあなた自身が自分に感謝するでしょう。

家族、友人、ケアをする人へ：怒りを感じている人をどう支えるか

1. **まず自分をケアしましょう**：あなた自身もサポートが必要かもしれません。大切な人が怒り、あなたにその怒りをぶつけてくると、あなたも動揺し、心は乱れ、心配し、ときには怖くなることもあるでしょう。あなたの今置かれた状態について話せる人——理想的には、あなたの大切な人とはあまり関わりのない人——を探すといいでしょう。これは自分勝手なことではありません。ケアをする立場として、サポートが必要なのは当然です。
2. **怒りは、がんのごく普通の「副作用」だということを忘れないようにしましょう**：怒りがあなたに向けられることがあっても、あなたがその本当の「原因」になっていることはまずないでしょう。確かにつらいとは思いますが、このことをできるだけ頻繁に思い出すようにしましょう。
3. **がんになった友人や家族のよい面を思い出しましょう**：それを書いてリストにしておくのも役に立つでしょう。
4. **自分の判断に従いましょう**：相手が怒っているとき、いつどのように介入するかは自分で判断しましょう。その時点では、相手はあなたの介入を受け入れないかもしれませんが、後で、それに感謝するかもしれません。
5. **いつでも話を聞くよ、と伝えておきましょう**：これを相手があまり怒っていないときに伝えておきます。実際にあなたに話しに来たら、相手の怒りの感情を認め、受け入れるのはよ

いのですが、怒りが行動に現れた場合は、受け入れないようにしましょう（「人生はあまりに不公平だと感じるのは当然だと思うけど、それで私が怒鳴られるのは理不尽だ」）。

6. **自分の基準を設定し、それを保ちましょう**：相手の行動のどこまでなら受け入れるかを決めます。なぜその人が怒っているのかを理解するのは大事ですが、だからと言って、相手の受け入れがたい行為をがまんする必要はありません。自分のためにそれを書いておくのもいいでしょう。自分で基準を作りそれを保つことで、穏やかで、継続的な安心感を相手に伝えることができます。現時点では相手はこの価値を理解しないかもしれませんが、このようにすることはとても有効です。
7. **定期的に運動し、日常的なリラクセーション法を練習することを奨めましょう**（本書「第８章リラックス」を参照）。もし可能ならあなたも一緒に運動することを提案してみましょう。散歩、ジョギング、リラクセーション教室に行くなどです。相手の役に立つだけでなく、あなた自身にとっても、緊張と感情に対処する機会になります。

第4章

自尊心と自分の体のイメージ

“髪の毛が抜けていくのには、本当にゾッとさせられました。私は美容師で髪が大好きなのに、自分の髪の毛が固まりで抜けていくのよ。自分のがんの経験の中で、髪の毛を失うことが一番つらかったです”

アイリス、58歳、子宮体がん

自尊心とは何か、そしてなぜそれが重要なのか

自尊心とは、基本的には、自分が自分に対してどのように感じているか、ということです。もちろん、これはとても複雑です。私たちは意識するしないに関わらず、自分自身に対するさまざまな思いをもっています。この思いが自分自身に対する判断を、そ

れぞれの瞬間において決めているのです。また、この思いによって、自分がどのような行動を取るのかが、決まります：決断、行動、判断、人とのつきあい方、課題や問題への対処の仕方などすべてを含みます。つまり、自尊心は非常に重要なのです。それは、あなたという人の主要な部分なのです。

ちょっとの間、立ち止まって自分の思考に注意を払えば、あなたは自分に対して常に判断を下していることに気づくでしょう。事実、この瞬間も、それを実行しているでしょう。自分がどの程度うまくやっているか、自分の体に対してどう感じているか、そして他人がどう思っているか、ということが頭の中でぐるぐる廻っていることでしょう。ときには、この状態は役に立ちますが、逆に状況の改善にはつながらないこともあります。しかし、こうした自分に対するイメージは固定されてはいません。

実は、自尊心はとても壊れやすいものなのです。それは、常に変化しています。あなたのこれまでの経験、そして今あなたに起きていることが常に混じり合っています。もちろん、がんは人生に大きな課題や大変動、そして転機をもたらします。ですから、がんを経験した人が、自尊心に大きな打撃を受けているとある時点で気づいても、何の不思議もありません。

このような事態を受け入れるのは難しいことです。自分の根幹部分が変わってしまったと感じているのに、日々の生活を続けていくことは、本当につらいことです。でも安心してください。自尊心を建て直す方法は、いろいろあります。前よりも強い自尊心をもつことも可能です。この章ではそのやり方を紹介します。

体のイメージ、そしてなぜそれが重要なのか

体のイメージとは、あなたが捉えている自分の身体面のことです。このイメージは、ある程度は事実や数字に基づいています――例えば、自分の健康、強さ、基本的な体に関するデータなどです。しかし、このイメージは同時にあなた自身の判断や解釈にも大きく影響されます。つまり、体のイメージは、自尊心と密接に関わっているのです。

外からもたらされた事実――健康や外見に関する事実など――に基づき、あなたがなんらかの解釈をします。その解釈をする際に、事実を曲げるということがしばしば起こります。自分で気づいているかいないかに関わらず、こういうことはしょっちゅう起こります。

がんは多くの場合、体の変化をともないます。ときには劇的な変化をもたらします。がんと診断された後、自分と自分の体との関係が大きく変わったような気がします。治療後、自分の体が自分のものではなくなった、と感じる人もいます。

このような変化は、体だけでなく、自分自身に対する感じ方にも影響をおよぼします――そして、それはあなたがどのように行動するかにも関わってきます。自分の体のイメージが変化することで、人との関係、自分のキャリア、自分がどんな人間かという感じ方全般にまで影響をおよぼすのです。

この章では、自尊心と体のイメージの変化への対処方法を紹介します。これらの変化に適応し、自分自身を知り、変化に対して自分がどのように感じているかを周りの人に伝え、最終的には自

分の人生を歩んで行くのに役立つ方法を述べます。

がんの経験と、体のイメージの変化

体の変化は他の人から見てもわかる場合や、とても小さなものだったり、人には見えない部分で起きていることもあります。外見の変化に対処するのはわりと簡単だろう、とあなたは思うかもしれません。自分は適応できているし、対処できていると。逆に、身体面での変化が大きく、自分の核の部分に大きな衝撃をあたえ、何かを奪われたように感じるかもしれません。こうした変化は受け入れがたく、対処するのは無理だと感じるかもしれません。

変わってしまった自分の体に対してあなたが感じているのは、このふたつの間でしょうか。どちらにしても、何が起こったのかをきちんと理解し、その対処方法を用意しておくことは、きっと役立ちます。

治療を終えた後に起こる、目に見える外見上の変化の例：

・髪の毛が抜ける。その後生えてくる髪の毛の生え方や色、硬さがこれまでと異なる。
・体重が増加、又は減少する。
・肢体を失う。
・動ける程度が変わる。
・声が変わる、声を失う。
・傷あとが残る。

外見上はわからない、大きな変化の例：
- 人工肛門
- 嚥下障害
- 皮下埋め込み型ポート
- 片側あるいは両側の乳房の喪失
- 乳房再建
- 普段は服に覆われている傷あと

喪失と傷つきやすさ

体の外見が変化すると、自分の体に対する見方や自尊心などの心理面も変化することがよくあります。がんを経験した多くの人が、外見が変わったために、これまでに味わったことのないような喪失感や、傷ついたという感覚に襲われる、と言います。

もし自分のことを、健康で、丈夫で五体満足、と思っていたら、がんを経験した後は、危険にさらされたような感じがするでしょう。多くの人は、がんと診断されるまでは、自分が丈夫だと思っていることにさえ気づかないものです。健康な人の多くは、自分の体に何か起こるなんて、思いもしません。この思いは、脳にとってとても重要な道具なのです。こう信じているおかげで、健康上の問題に頭を悩ませることなく、日々暮らしていくことができるのです。年をとっていくにつれ、この思いは変わっていきますが、加齢による変化はゆっくりとしたものです。

今の私は誰なのだろう

「私はただ喉が痛かっただけです。これまで何回もあったのと同じように。でも声が元に戻らなかったので、かかりつけ医に行きました。当然、扁桃腺の炎症だと言われると思っていました。でも、その医師は私をすぐ大きな病院に紹介したのです。私は喉頭がんでした」と52歳のアンディは話してくれました。「今でも、なぜ自分がこんなことになってしまったのか、と考えてしまいます。私はずっと完璧に健康でした。他の人はがんになるかもしれないけど、自分だけは大丈夫だと思っていました。それになんの疑いももっていませんでした」

体に対する信頼はどこに行ったのか

あなたの体はあなたを裏切りました。かつてのように、信頼できる仲間ではなくなりました。自分の知らない、理解できない何かになってしまいました。もしかしたら怖いものにさえなってしまったかもしれません。

体のイメージと自尊心は結びついているので、このような変化は自尊心をもへこませてしまいます。かつての自分ではなくなってしまったのです。

事　例

ジャマル（35歳、精巣がん）

自尊心

ジャマルは救急医療隊員で新米パパです。彼は、精巣がんと診断されたとき、自尊心に大きな打撃を受けたと感じました。ジャマルはとても元気で健康的で、走ることが大好きで、病気になることは滅多になく、寝るのは一番遅くても、朝は一番に起きていました。治療はうまくいきましたが、ジャマルは自分の体が、得体のしれないものになってしまい、もう自分の体を信じることができないという感覚に襲われていました。治療の1年後に私が初めて彼と面談したとき、ジャマルはどうしていいかわからず、途方にくれていました。

彼は「がんと診断されたとき、私はこう考え続けていました：自分は35歳の男性で、一人目の子どもが生まれたばかりで、若くて強くて、人生はスタートしたばかりだ。がんなんかになるはずがない。私のような人間にこんなことは起こるはずがない」と言いました。「この診断を受けた体と自分の体だと思っていたものが同じとは思えない――自分だと思っていた人に起きていることだとは思えない、と感じました。今でも、まだ自分のことだとは思えません。手術後、まだベッドの上でほとんど動けなかったとき、自分はもう生まれたばかりの息子にとって、強くて元気な父親ではいられない、と思っていました。そして、救急医療隊員の

➜

仕事にも二度と戻れないと感じました。立場が逆転してしまい、もう自分には人助けなどできないのです、自分自身が助けを必要としているのですから。今は、仕事に復帰していますが、前のように貢献できていません。以前は仲間を励まし、笑わせたりすることができました。でも今は、下を向いて、淡々と仕事をこなすだけです」

このような自信喪失は、がんを経験した後によくみられます。ジャマルは、自分は複数の役割を担っていることに気づきました——夫、親、友人、働く人、一家の大黒柱、世話をする人、冗談を言う人、リーダー、グループのまとめ役、仲裁役、そして同僚です。表面的にはこのような役割はまったく変わっていません。変わったのは、役割をこなす力に対する彼自身の評価です。

私はジャマルに、適応するには長い時間がかかると説明しました。「新しい自分」になじむには、時間が必要です。そして彼が自信を取り戻すには、サポートを必要とします。私たちはこの章に書かれている方法を使って、一緒に取り組みました。ジャマルは、はじめのとっかかりとして「悲しむことを許す」（本書172～73ページ参照）練習が役に立つと感じました。皆から「君はすごくラッキーだよ」と言われ、「前に進む」ことへのプレッシャーがかなり強かった、とジャマルは言いました。ジャマルには自分が失ったものに直面し、悲しむ時間が必要だったのです。最初のうち、彼は「自分を甘やかしているみたいだ」と言って、あまりやる気を出しませんでした。しかし、何度かやっているうちに、

→

この方法がとても大きな解放感を与えてくれると実感しました。また、ジャマルは「自己弁護」の訓練（本書196〜98ページ参照）が「思考の罠」を認識し、考え方を修正するのに役立つことに気づきました。そして、自分自身に対して以前ほど厳しくなくなったと言います。ここまで到達するのには多くの時間と努力を必要としましたが、ジャマルは適応することができました。今、彼は「自分が前と同じ人間だとは思えない」と言います。「私のすべて――人生、仕事、自分の役割――が変わりました。でもこれらの変化をよく理解し、受け入れることができています（そしてそれを他の人に説明することができます）。この変化はまだ続いていますが、今は少なくとも、自分はよい父親、よい救急隊員、そしてよい夫になれる、と感じています。かつての私として、ではなく、今の私として」

自分が経験してきたことを認識する

最初にやるべきことは、治療から治療後までの間に自分が経験したこと、そして、それによって変化したこと（心理的にも身体的にも）を認識することです。

治療中は目指すゴールがあり、道順のわかる地図のようなものがありました。あなたを支え、アドバイスや指示を出してくれる医療チームがついていました。どのような経験であったにしろ、あなたは多くの人から関心を向けられ、支援される立場でした。しかし、治療を終えると前よりも孤独になってしまいました。あなたの前には地図も何もない未来が広がっています。これからどうやって進んで行けばよいのでしょうか？

治療を終えたときこそ、自分の体のイメージと自尊心の変化を一番つらく感じるときで、治療中よりも困難な時期だと言えます。

・自分が直面している身体的変化の一部は、これからずっと続くかもしれないことを実感しはじめる。
・自分の生活に戻り、以前の役割と責任を引き受けると、振り返って前の自分と比べてしまう。

「以前は、事務的なことへの助けも一切受けずに、ひとりでペット美容室を経営していました」とジュディ（49歳、膀胱がん）は言います。「その頃の私はきちんと効率的に仕事をこなせていました。でも今の私は、せいぜい犬の毛のカットくらいしかできません。会計や業務記録をつけるのに、女性をひとり雇うはめになりました」

悲しむことを許す

・失ったものについて考え、悲しむことを自分に許してやりましょう。これは自分を甘やかすことではありません。自分に対する思いを改善したいなら、必要なステップです。

・変わってしまったものについて、考えることを自分に許してやりましょう。自分の古い写真やビデオを見てみましょう。

・もし改善につながるのなら、このような変化について自分がどう感じているかを、何かの形で表現してみましょう。詩、絵、音楽など、あなたに効果のあるものをなんでもやってみましょう。

・自分が失ったものや悲しい気持ちについて、誰かに話してみましょう。パートナーや友人が話を聞いてくれるかもしれません。もし、あまり近しい人に話したくなければ、それほど親しくない人でもよいでしょう。リハビリで通っている所の療法士、あなたの担当だった看護師、主治医、治療中に知り合った薬剤師、宗教関係者でもよいでしょう。がん患者支援の専門機関の人たちは、自信喪失を経験した人をサポートするプロです。直接行ってもよいですし、電話で相談することも可能です。インターネットにアクセスできるのなら、サポートセンターのホームページやチャットルームには、あなたと同じような経験をしている人がたくさんいることに気づくでしょう。自分が失ったことについて話すことは、とても役に立ちます。

・もし話すこと――たとえ匿名でも――にあまり気が向かなければ

ば、それはそれでかまいません。自分に話しかけ、失ったものに対して悲しむことができればそれでよいのです。

「悲しむ時間」の詳細については、本書95～96ページを参照のこと。

秘訣▶

再びピンクの象の登場です

また、この話に戻ってきました。何かを考えないようにすることは、逆にそれについてさらに考えてしまうことにつながる、という話です（本書48ページ参照）。これに対処するために、次のようなことができます。

・命を失っていたかもしれないのに、自分が失ったものについて考えるのは、恩知らずだ、自分を甘やかしている、危険だ、といった考えが浮かんでこないか、注意してください。

・代わりに、このような状況に友人や大切な人が置かれていたら、どのような言葉をかけるかを考えてみてください。そして、友人に話しかけるのと同じように、自分に話しかけてください。「こんなふうに考えてもいいんじゃないでしょうか。あなたはたいへんなことを経験して、多くのものを失いました。だからこれを乗り越えるために、時間をかけてやってください」

よくみられる反応：逃避

人間は、脅威から身を守ることに長けています。不安を生むような困難に直面すると、本能的にそれを避けようとします。以前は楽しんでいたことをやめてしまうこともあります。それは、体力的にできなくなったからではなく、自信がなくなったためです。これが、がんを経験した後に、多くの人が孤立しがちになる大きな理由のひとつです。

ここまで読んできて、自分の体やそのイメージから「逃げる」ことなどできるのか？　と思うかもしれません。自分の体やそのイメージは常についてまわるものではないのか、と。しかし、人間は自分が経験した変化に直面しないようにするのがとてもうまいのです。街のショーウィンドウに映る自分の姿を見なくてもすむように、歩くときは前だけを見ているかもしれません。もしかしたら、自分が見なくてもすむように、パートナーに人工肛門の袋を取り替えてもらっているかもしれません。

逃避するという戦略（本書45ページ参照）は、短期的には効果を発揮します。この方法を用いることで、突然感情が噴き出したり、何かのきっかけで気持ちにスイッチが入って、むやみに動揺したりするのを防ぐことができます。がんを経験すると、逃避が「対処」の手段になるのも当然です。問題は、長期的にみるとこれは有効ではない、ということです。何かから逃避すると、それはわだかまりになって残ります。消えはしないのです。

対処方法

段階的なゴールを設定する

最初の一歩は、自分が作り上げた逃避パターンに気づくことです。その後に、物事に対して建設的に向き合う計画を立てます。

もちろん、自分を動揺させ、おびえさせたことに対して、すぐに向き合うようになれると期待するのは、無理な話です。これは現実的ではありません。あなたが逃避しようとすることに向き合い、それを受け入れられるようになるための、段階的な計画を立てるのが鍵です。

そのためには、自分のゴール、つまり何を目指すのかを決める必要があります。次にそのゴールにゆっくりとたどり着ける、段差の小さい「はしご」を作ります。

例えば、人からじろじろ見られるのではないかと気になって、外出しなくなったのであれば、「人と向き合う」ために、無理矢理自分を大きなパーティに行くように仕向けても、うまくいかないでしょう。代わりに、人から言われるかもしれないことに対して、どう返事をするかのリストを作ることからはじめてはどうでしょう（本書179～81ページ参照）。次に、パートナーや友達と一緒に近所のカフェに行って、15分だけそこにいることにします。ゆっくりと、徐々に外出の時間を延ばしていきましょう。何週間か何ヵ月か経ったある日、大きなパーティに行くことができるようになるでしょう。そして、そのパーティを楽しむことさえも！

事　例

トリシア（57歳、乳がん）

逃避

トリシアは、乳がんの治療を終えた２年後に私を訪ねてきました。彼女は胸の傷あとを見るたびに感じる恐怖感について、私に話しました。トリシアは左胸の乳腺腫瘤摘出の術後、化学療法を受けていました。彼女は、その治療をとてもうまく乗りきったと感じていました。しかし、左胸の傷あとを見るたび、ぞっとするのでした。それを避けるため、傷をなるべく見ないようにしていました。

トリシアは、電気をつけず、真っ暗な中で着替えていました。ブラジャーをつけたまま寝ました。浴室から、鏡を外しました。シャワーを浴びるときは、目を閉じたままでした。湯船に入らなくなりました。傷あとに皮膚軟化剤の入ったクリームを塗らず、もっとも本人にとってつらいかもしれないことですが、夫のジョーにも傷あとを見せていませんでした。

私たちは、彼女が胸の傷あとを動揺せずに見られるようになり、それを夫のジョーに見せても大丈夫なところまで、傷あとを受け入れられるようにする、というゴールを設定しました。それができるようになれば、ふたりが身体的に親密になることにもつながるしょう。私たちはそのゴールに向けた、はしごを考えました。

➜

トリシアは、ステップの内容と、次のステップにいつ踏み出すかを、自分で決めることにしました。

トリシアのはしご

ステップ1：朝、着替えるときに傷あとを1分間眺める。
ステップ2：朝、着替えるときに傷あとを2分間眺める。
ステップ3：朝、着替えるときに傷あとを5分間眺める。
ステップ4：朝、傷あとを眺めながら、30秒間触れる。
ステップ5：朝、傷あとを眺めながら、2分間触れる。
ステップ6：看護師の指示に従い、傷あとに軟化剤・保湿クリームを塗る。
ステップ7：浴室と寝室に鏡を戻す。
ステップ8：週に少なくとも3回湯船につかり、シャワーを浴びるときは目を開ける。
ステップ9：夜はブラジャーをはずし、寝間着だけで寝る。
ステップ10：ステップ1からステップ6を今度はジョー（夫）が、見て触れて、一緒に繰り返す。

私はトリシアに、それぞれのステップを最初に行うときは、不快感や違和感、気持ち悪さがあるかもしれないけれど、毎日続ければ、いやな感情はだんだんと消えてなくなりますよ、と伝えました。彼女の違和感は徐々に弱くなります。そこまで来たら、次のステップに進みます。

➡

「これを初めてやったときは、とても恐ろしく感じました」と、トリシアは私に言いました。「自分の傷あとを眺めるなんて、考えただけでゾッとしました。けれども、計画に沿ってやっている、たった1分間がまんすればいい、とわかっていましたし、それにとにかくなんとかして乗り越えたかったのです。自分でも驚くほど、早く変わることができました。4週間で、傷あとに嫌悪感をもつのではなく、なんと、傷あとに飽きてしまいました！」

最後の面談のとき、トリシアはこう言いました。「形成外科に行くのはやめました。もう傷あとを受け入れることができるようになりました。傷あとを好きになることはないだろうけど、おびえることも、支配されることももうないでしょう。この傷あとは、私が経験したことの証であり、人生の偶然の表れであり、そしてジョーとの絆の強さを示すものです」

対処方法

自分の描く体のイメージを改善する方法

ステップ1：失ったものに対し、悲しむ機会を与える

悲嘆はつらいプロセスであり、悲しみ方は人によって異なります。変わってしまった自分の体を好きになる（少なくとも脅かされないようになる）前に、失った体について悲しむことは、とても大切です。

ステップ２：人からの言葉（または無言の反応）に対処する

あなたの体の変化が、外からでもわかるものなら、周りの人からの質問や言葉に直面する可能性が高いでしょう。知らない人から何か言われることもあるかもしれません。それは不快な気分をともないますし、対処の仕方も難しいものです。また、周りの人が、あなたの外見について一言も言わないことに対処するのも、難しいものです。

周りの人からの言葉や質問、沈黙に対しての答えを準備しましょう。どのように答えるかは、相手が誰であるか、そしてそのとき、あなたがどう感じているかによって変わります。

何と答えるか（そして、それを誰に対して言うか）

・扉の開き方

自分が心を開きたいと思っている相手にどのように答えるか、考えておきましょう。どれくらい細かいことまで話しますか。考えずにさっと言える答えがあるといいかもしれません：「私はがんになって見かけも変わったけど、それに対処しながら、なんとかやっているの。あなたの方は最近どう？」もっと詳しいことを話したい場合には、まず次のように言って、相手の心の準備ができているかをチェックしてもよいかもしれません：「たずねてくれてありがとう。見ればわかると思うけど、私はがんになってたいへんだったのよ。近いうちにゆっくり話したいと思うけど、今度会う予定を決めておかない？」

→

・扉の閉じ方

あまり話したくない相手に、どう答えるかを考えておきましょう。相手が誰か、その人がどんなふうに接してきたか、によって答え方が異なるでしょう。比較的よく思っている相手であれば、「ごめんなさい。今はまだこのことについて話す気にはなれません」と言ってもよいでしょう。

反対に、もし相手からの質問が、あなたをせんさくしたり、失礼なものであったりしたら、好きなように答えましょう。相手がそれ以上つっこんでこないような言葉を考えておくか、無言で対処するかして、その相手がいなくなった5分後に完璧な返事を思いつく、というようなことがないようにしておきましょう。例えば、「○○さんは人の個人的なことに口を挟むたちなんですか？」、「私は髪（あるいは腕・脚、声、見かけ）を失いましたが、あなたは礼儀／人間性／優しさをなくしたようですね」などが考えられます。不作法な人や無神経な人を罵倒したくなる気持ちはときには押さえがたいほどでしょう。しかし、たいていこのようなやり合いは、あなたに何ももたらしません。やり合ったところで、どこにもたどりつくことができず、貴重なエネルギーを浪費するだけです。そんな相手なら、言われたことを無視して、自分の頭の中だけで相手を罵倒するか、相手をにらむかして、放っておく方が、後々自分自身でうまく対処できるかと思います。

➜

・答えを引き延ばす方法

あなたの反応は、ときによって変わるかもしれないことを覚えておきましょう。その日の気分が鍵を握っています。個人的なことについて、誰とも話したくない日もあるかもしれません。質問をして来る人がどんなにあなたが気にかけている人でも、すぐに答える必要はないのです。もし今は答える気分ではないけれど、その人に対して完全に心を閉ざすつもりもないのなら、答えを先に延ばす言い方を考えておきましょう（「とてもたいへんな経験をしたので、今は話す気にはなれません。いずれ、その気になれたらお話します」)。

・事前に予告しておく

仕事に復帰したり、夜、外出するような機会がやってくるのなら、事前に自分の外見の変化についてどう反応してもらいたいのか、他の人に知らせておくのもよいでしょう。前もって自分から（または、あなたの上司からでも）メールしておく、LINE などを通して連絡しておくのもよいでしょう。多くの人は、外見が変わった友人に対してどう反応してよいかわからず、ぎこちなく感じ、困っているので、アドバイスを事前にもらえればありがたいと感じます。

秘訣▶

自分に優しく

適応することを自分自身に強制してはいけません。そう簡単に変化した体に慣れることができると期待してはいけません。体のイメージは少しずつ作られていくものであり、短期間で生じた大きな変化に慣れるには時間がかかります。大きな変化を即、受け入れられる、と自分に期待するのは非現実的であり、無理なことです。

事 例

ジュディ（49歳、膀胱がん）

質問攻めに対処する

ジュディは体の変化（髪の毛が短くなったこと）に対する他人の言葉や無言の反応にうまく対応できずにいました。怒ったり、泣いたり、怒り狂ったり、無言になったり、きまり悪さのあまり早口になったり、ぶっきらぼうにふるまったりしていました。人とのやり取りにジュディはストレスを感じ、重い気持ちになっていました。以前は社交的で自分に自信をもっていましたが、だんだん神経質になり疎外感をもつようになりました。

私は、短い髪について何か言われたとき、どう切り返すのかを

➜

リストするようにジュディに促しました。ジュディはこのリストを小さなノートに書いて持ち歩き、いつでも即、反応できるように定期的に見るようにしました。

彼女の答えには、次のようなものが含まれていました。

・「化学療法の後、また髪が生えてきているのよ」
・「毛が抜けてきたから、短い方がよいかと思って」
・「アニー・レノックス（訳注：イギリスの女性ミュージシャンで、短髪）になったような気分だったの」
・「ちょっと雰囲気を変えたかったのよ」
・「気づいてくれてありがとう」
・「あなたも変わったわよね」（これに続いてその人の外見についてのコメントを言う）
・「余計なお世話よ」（ジュディは、これを実際に人に言えるかどうか確信をもてずにいました。でも、実はこれがまず頭に浮かぶ言葉でした。代わりに、次のように言うことにしました。「これはとても個人的なことなの。このことについて話したくないから、この話は、もうもち出さないでね」）

ジュディにとって、友人から特に何も言われないことは、何か言われるよりも違和感がありました。しかし、その気になればジュディはリストからひとつ言葉を選んで、会話をつなげられることに気づきました。

→

「髪について自分から話題にし、それについてどう思うかとたずねると（例えば、髪を染めた方がよいと思うか、このままターバンを巻き続けていた方がよいと思うかなど）、相手から次々と質問されることに気づきました。私の友達は、何か言って私を傷つけてしまうことを恐れて、何も言えないだけでした」

自尊心を再生させるには

あなたが経験した変化は、ときには自分が誰であるかの感覚を劇的に変えます。この新しい「自分」に適応していくのは、複雑なプロセスになります。もう患者ではありません。でも、かつての自分という感じもしません。体力が落ちたり、体に変化があったりした場合、どう対処したらよいのでしょう。

他人からの期待に対処する

周りの人は、単に元のあなたに戻って欲しい、と思っているでしょう。そして実際にそうなると思っているかもしれません。しかし、あなたがよくわかっているとおり、それほど物事は単純ではないのです。

主治医や担当看護師、あるいはあなたの大切な人が、意図的ではないにしろ、状況を悪くしてしまうことがよくあります。「最後の診察のとき、担当医は私と握手をし『よくがんばりました。

さあ、再びよきパートナー、父親、そして救急医療隊員の生活に戻ってください』と私に言うのです」とジャマル（精巣がん）（本書168〜70ページを参照）は言います。「そして今度は、父が私にいつトゥール・ド・フランス（訳注：欧州自転車ロードレース）で優勝するのかとたずねるのです。冗談で言っていることはわかっていましたが、誰も私がどの段階にあるのか、どのような状態なのか、私が何者なのかをわかってくれていない、と感じました」

診察室から出た途端、あたかも、すぐに元の生活に戻れる、むしろ前よりもいろいろやるに違いない、と周りの人は思っているかのようです。家族やあなたの大切な人たちは、あなたが「よくなり」、自分たちの所に「戻ってきた」と感じたいのです。

もちろん、今までの生活あるいはそれに近い生活に戻っていく人もいます。しかし、ほとんどの人がそうはならないのです。あなたが自分はどうあるべきなのかを必死で考えている最中なら、必要なのは時間と計画です。

対処方法

自分がやっていることに集中する

自分が達成して**いないこと**に注意を向けるのは、とても簡単です。一方、自分が命を脅かすような病から回復している途上にある、ということは簡単に忘れることができます。そして、しょっちゅうこのように考えてしまうことも簡単です：「でも、以前はもっといろいろできたのに」「こんなことをやって何になるんだ」

このように感じるときは、あなたは日々自分ができていることを無視している可能性があります。毎日自分がやったことに注目すれば（できなかったことにではなく）、自分が思っているよりもずっと多くを達成していることがわかると思います。

対処に向けた練習１

自分が成し遂げたことを記録する

毎日、どんなに小さなことでもかまわないので、自分がやったことをひとつ、ノートに書きましょう。１日の記録を、少しずつ３～４個に増やしていきましょう。これは威張る、自惚れる、ということとは違います。ある種の防衛なのです。自分がどんな人間か、ということについて、厳しすぎる考えをもつのをやめさせる方法なのです。毎晩、寝る前に自分がやったことを書き留めるとよいでしょう。なぜなら、自分が達成したことの記録で１日を締めくくることができるからです。これは「証拠」です：自分の脳に、自分が成し遂げたことが本当に存在することを認識させることができます。これが、自尊心をぐっと高めることにつながるのです。

また、「やること」リストを作成するのもよいでしょう。目的（あなたの「やること」リスト）を設定してください。ひとつでも複数でもかまいません。「猫に餌をやる」、「新聞を買う」といった日常的なことでよいのです。１日の終わりに、自分がやったことに印をつけましょう。

秘訣▶

「うん。でも……」に気をつけましょう

これは誰もがよくやってしまうことです――「確かに今日、買い物に行きました。でもそれは家に何も食べるものがなかったからです」私たちは、あたかも自惚れてはいけないようにできているようです。でも、ここではその心配はいりません。これは、毎日少しずつ進歩している、ということを認識する作業なのです。自尊心が傷ついているなら、自分がやった小さなことを書き留める、といったシンプルな作業が驚くほど効果を発揮するのです。

対処に向けた練習2

より深く掘り下げる

この練習をすることで、自分に対する見方を理解し、発展させる方法を身につけます。

自分が自分をどう見ているかを振り返ることはとても価値のあることです。これは、ただ目的もなく自己陶酔することとは違います。この練習は、あなたが経験してきた深いところでの変化を理解するのに役立ちます。そして理解することは、大きな変化を受け入れ、また日々の生活を送っていけることにつながるのです。

1．がんになる前、自分をどのように見ていたかを探る

自分が誰で、どのような役割を担っていたかをはっきり認識していましたか？　自分をどのような人間だと思っていましたか？（「私は一家の大黒柱だ」、「私が家族をまとめている」、「私は職場で周囲をよく笑わせている」、「私は他人に自分のことをあまり話さないタイプ」、「私は強く、自立した人間だ」、「私の見た目はよく、外見をよくするために労力を惜しまない」、「私は芸術や音楽が好きな芸術家肌の人間だ」、「私はリーダー的な存在だ」、「私は堅実で信用できる人間だ」、「私は現役時代よりも引退した今のほうが忙しいタイプだ」）

2．更に深く掘り下げてみましょう

これがあなたのすべてですか？　上記1のように自分を「見出し」のように捉えることは、重要です。自分がどこに向かうのか、自分が誰か、自分がなぜこのようなことをしているのか、などを知ることに役立つからです。しかしこうした見方は、自分のイメージを固定させがちです。「見出し」に合った証拠を集めるのはとても簡単ですが、そうすることで違った「自分」を示す事実を無視しがちになります。確かに家族の中で、あなたは一番稼ぎがよく、働く母親であり、引退後も忙しい毎日を送っていたかもしれません。でも、あなたは他に何をしていたのでしょうか。それ以外の部分のあなたは、どのような人間なのでしょうか。

次の質問を自分にしてみてください。

・それ以外に私は何をしてきたのか

家族の一員として、同僚として、「見出し」には出てこないところで、あなたはどのような行動をとってきたでしょうか。例えば、緊張した場の雰囲気をやわらげるのが得意な人でしたか？　困難な状況にあるときに、他の人を元気づけたり、笑わせたりすることが上手でしたか？　ヒューズを直したり、すてきな誕生日ケーキを焼いたり、手先を使う仕事が得意でしたか？　近所の人の犬の散歩を手伝ったり、近所が留守のときには、留守宅を気にかけていましたか？　危機のときに頼られるタイプでしたか？　目の不自由な人が横断歩道を渡るときに手を貸したり、新聞配達が来たときに笑顔で会釈していましたか？

・それらは本当にすべて過去のことになったのでしょうか

上記は、全部過去形で書かれています。今度は自分にたずねてみてください――本当にすべて失われてしまったのでしょうか。確かに、あなたの「見出し」的な部分はがんによってなくなったかもしれません。例えば、一家の大黒柱ではなくなったかもしれませんし、多くの仕事を一度にこなす人ではなくなったかもしれません。これは確かにつらいことです。しかし、もっと細かく観察すれば、あなたの中にしっかり残っている小さな何かがあるはずです。せっぱつまったときには、「見出し」的な役割（一家の大黒柱、よごれひとつない家、輝かしいキャリア）よりも、このようなあまり目立たない、人の感情に訴える情緒的な役割の方が、あなたや周りの人にとって、より重要で価値があるのです。この練習をするとき、あなたの脳はまず「見出し」的な役割に焦点をしぼるでしょう。しかし、練習を続けていけば、もっとたくさんのものが自分に備わっていることに気づくでしょう。

秘訣▶

「うん。……そして」

自分のことをよく思っていないと、自分がどんな人間なのか、何をしているのか、周りの人とどんな関係にあり、その人たちにとってどのような存在なのかを、現実的に考えるのが難しくなります。自分自身について、状況の改善につながらないさまざまな思考が浮かんでくるかもしれません。

それはそれでいいのです。それらが自由に出てくるのにまかせ（無視しても、また浮かび上がってくるだけです）、流れるままにしておきましょう。そしてそれをもっと深く掘り下げるように自分を仕向けましょう――自分に問いかけてみてください。「うん。……そして?」：自分は他にどのようなことをしているでしょう。近所の人は、私のことをどんな人と言うでしょう。私の長所として、友達はどのような点を挙げるでしょう。なぜ、私の愛する人たちは、私を愛してくれるのでしょう。これらに対する答えは、人に言う必要はなく、あなたの内面だけにとどめておくだけでよいのです。このようなことを考えることは、あなたを自惚れさせることではありません。これは、あなた自身の「自己弁護」です。そして、すべての人に自分を弁護する権利があります（本書117ページ参照）。

事 例

アンディ（60歳、喉頭がん）

新しい役割の価値を認める

アンディは、治療中に喉頭を切除しました。シェフとしての仕事を諦めざるを得ず、一家の大黒柱としての役割だけでなく、家族を守るという役割も失ったと感じていました。アンディは私に、いかに自分が家族を守ってきたかを語り、誰かが自分の家族を脅かしていると感じたときには、言い争って、けんかにまで至ったこともある、と話しました。

アンディはまた、地元の釣り愛好会のメンバーで、積極的に活動していました。しかし、がんになってからというもの、アンディは仲間と川に行くのをやめてしまいました。家では、すべて妻に代わりに話してもらっていました。人と会うことを避けていたのです。

私はアンディに、家族が彼のどこに価値があると思っていたのか、もっと深く考えるように促しました。彼は、「家族のために」と思って自分がやったことを振り返り、それが実は事態を悪化させたこともあることに気づきました（例えば、息子の担任の先生と言い争ったことを思い出しました――その後、息子は学校に行きたがらなくなりました）。彼はまた、子どもたちに自分が職を失ったことについてどう思うかとたずね、その答えを聞いて驚きました。子どもたちは、アンディが職を失ったことは気の毒

→

に思いつつ、彼が家にいる時間が長くなったことを喜んでいました。経済的に多少苦しくなっても、子どもたちはそれぞれ経済的に自立しつつあるので、あまり気にしていませんでした。そして、父親が怒鳴り散らすことがなくなったので、近所の人たちに謝らないですむことや、人目を気にせず道を堂々と歩けることを喜んでいました。

アンディは、家にいることが多くなったため、家族をこれまでとは違った形でサポートしていけることを徐々に認識していきました。娘が上司との人間関係で困っているとき、どう切り抜けたらよいかを一緒に考えてやりました。妻のために料理をしました。息子がたいへんな試験期間を乗り越えるのを見守りました。アンディは、家族と交流し、家族を助けるさまざまなやり方に気づきました。彼は職と声を失ったことで打ちのめされましたが、家族を助けることは、金銭的なことや身体的な強さだけではないと認識しはじめました。

自分が実際にやったことを記録することで、アンディはこれまでとは違う面で自分が達成していることに気づきました。子どもたちは年上で、賢く、（そして全体的に）より成熟した大人であるアンディにアドバイスや安心感を求めるようになりました。アンディは子どもたちが気にしていることについて考える時間があり、困難な状況を乗りきる手助けをしました。妻に高価なプレゼントはできませんでしたが、他のさまざまなことができました。おいしい弁当を作ること、仕事から帰宅した妻に足のマッサージ

➡

をしてやること、などです。しかし家の外で、グループに入るのは難しいことでした。人工喉頭を装着しているので自意識過剰になりがちで、周りがうるさいと聴き取りにくいという問題がありました。しかし、アンディはこの変化を説明する（または、冗談で流す）方法を考え出し、数人の友人を家に招待しました。自宅の方が、アンディにとって居心地がよかったからです。アンディは、友達が彼の意見や冗談（たとえ、つまらないものでも）を今でも聞きたがっていることを実感しました。

このような、あまり目立たない「役割」を自分が担っていることに気づくことで、アンディは自信をつけていきました。そして、川に釣りに行くようにもなりました。彼は、新しい（そして、より成長した）アンディに適応する方法を見つけたのでした。

自分の考えに疑問をぶつける

あなたの思考は、自尊心に大きな影響を与えます。思考はあることについての自分なりの解釈にすぎません――現実をそのまま反映したものではありません。例えば、次のことについて少し考えてみてください。おそらくあなたの知り合いに、気が利いて有能で、魅力的であるにもかかわらず、自分自身のことをまだまだだ、と考えている人がひとりはいるでしょう。私たちの解釈は、「現実」ではないのです。

多くの人は、体のイメージと自尊心のことになると、非現実的で状況の改善につながらない思考をします。そしてがんの治療を終えた後、多くの人が「思考の罠」に引っかかります。もし本書を1章からずっと読んできていたら、「思考の罠」がどんなものか、おわかりでしょう（本書31〜33ページ参照）。もうそれについては、十分すぎるほど読んだと感じるかもしれません。しかし、がまんしてこのまま読み進めてください。自分の体のイメージと自尊心を高めるには、「思考の罠」を把握することが非常に重要だからです。

体のイメージと自尊心に関して、よくある「思考の罠」

ときに私たちは、状況の改善にはつながらない思考に陥ります。自分がその状態に陥っていることに気づくかどうかが鍵となります。気づくことができれば、その思考を変えることができます。

あなたはどれくらい頻繁に次のような「思考の罠」に陥っていますか？

- **人が何を考えているかを勝手に想像する**
  「自分が働いていないから、家族がたいへんな思いをしている」、「あの人たちは私を見て、『なんてみにくいのだろう』と考えているに違いない」
- **過小評価する**
  「ちゃんとお昼は用意したわ。でも、以前は1日でこれの10倍のことはやっていたわね」、「確かに体重制限をはじめたけど、それで手術の傷あとが消えるわけじゃないわ」
- **自分を責める**

「せめて私がもうちょっと強ければ、周囲の人を心配させずにすんだのに」、「化学療法のときに頭を氷で冷やしていれば脱毛を防げたのに」

- **二重基準：自分自身に対する厳しすぎる非現実的な期待**

「泣いちゃいけない」、「見た目を気にするなんてばからしい。生きているだけで、感謝すべきなのに」

- **自分の感情に基づいた理由付け**

「役に立たないと自分が感じるから、私は役立たずなんだ」、「みにくいと感じるから、私はみにくいんだ」

試してみましょう

「自己弁護」の訓練

「思考の罠」に対抗するための3つの方法を以下に示します。

1.「より深く掘り下げる」練習のところ（本書188～90ページ参照）をもう一度みてください

「思考の罠」に対抗するには、自分についてよく知ることが大切です。上のリストか、本書32～33ページにあるリストを使って、あなたがよく引っかかるのは、どの「思考の罠」かを見つけましょう。「ええ……。そして」（または「ちょっと待った、〇〇はどうだろう」）というような言葉を使って、「思考の罠」に対抗してみましょう。例えば、過小評価する

「思考の罠」の場合、「ちゃんとお昼は用意したわ。でも、以前は１日でこれの10倍のことはやっていたわね」に対しては、「**ええ……。そして**、私はがんになって６ヵ月にわたる化学療法を終えました。今は、疲労と治療にともなう副作用と闘っています。起きてお昼を作ったということは、すごいことです。これにはかなりのやる気が必要でした」と言います。

2．対抗するための確かな証拠を得るために、自分がやったことを記入したノートを使う

例えば、「自分に対する厳しすぎる期待」という「思考の罠」の場合、「私は役立たずだ。何も終わらせることができない」に対し、自分のノートを用いて「**ちょっと待った。それでは**、買い物はどうなの？　今日はお店まで行ってきた。そして、夕飯に食べるものが用意できた」と対抗します。

3．「私ではないものは何か」と自問する

これまでとは違った角度でこのようにたずねてもよいかもしれません。あなたが好ましくないと考えるもので、かつ、自分にはないと思うものについて少し考えてみましょう。例えば、わがまま、冷酷、不作法、攻撃的、せっかち・短気、傲慢、優柔不断、主張できない、自分を甘やかす、など、自分に意味があると思われるものなら何でもかまいません。そして、頭の中で考えてもよいですが、できることなら紙に書き留めましょう：「私は（性質を書き入れてください）ではありません。なぜなら……」。例えば、「私は不作法ではありません。なぜなら、いつも他人に対して丁寧で尊敬の念をもって接しているからです」

これは今までとは違うアプローチですが、自分自身を客観的に把握するのに、とても役立つ方法です。

「思考の罠」に対抗する

状況の改善にはつながらない思考が頭に浮かんだと気づいたら、以下のように問いかけてみましょう。

1．毎日、自分は何を成し遂げているか。
2．自分がやり遂げたことを過小評価したり、無視したりしていないか。
3．（自分・他人・この状況）に対する自分の期待は現実的か。
4．私と同じような状況に友人が置かれていた場合、その友人にどのような言葉をかけるか。
5．もし誰かがこのようなことを私に言ったとしたら、それを受け入れるか、それとも反論するか。「すべてについて、全然だめだ、というわけではありません。ただ仕事に復帰するのが難しいと感じているだけです。家事は何とかこなせますし、健康のためにいろいろやっています」
6．思考をあたかも事実のように扱っていないか。
7．このことについて他人がどう考えているかなんて、どうしてわかるのか。

自分へのご褒美——そして、なぜそれが大切か

小さな子どもが新しく何かを学習する場面を見たことがある人なら、ご褒美がどれほど効果的かわかるでしょう：そのご褒美がご馳走でも、孫が可愛くてたまらないおばあちゃんからの拍手であっても。歩きはじめたばかりの小さな子どものことを考えてみてください。何とかやっと立ち上がることができると、周りの人から応援され、拍手されます。最初の一歩を踏み出すとき、子どもは興奮と微笑みと笑いで迎えられます。もしかしたら、チョコレートをもらえるかもしれませんし、写真もたくさん撮られるかもしれません。転んだら、誰かがすぐにかけより、泥を払って、もう一度がんばるように励まされます。これが私たちの学習に関する基本的なパターンです。認識しているか否かにかかわらず、私たちの心の中に深く刻み込まれています。

悲しいことに、自分にご褒美をやる能力は年を取るにつれ、そして自尊心が低い場合にはさらに低下します。自尊心を確立するには自分へのご褒美のやり方を学ぶ必要があります。これは実はかなり基本的なことなのです。誰でもよい気分になれるなら、その行為を繰り返したくなるのです。

自分へのご褒美のやり方

1．思考と自分にかける言葉

最も重要なご褒美にお金はかかりません。そのご褒美は難しいことに直面したとき、自分にかける、優しく支えになるような言葉です。何かを達成したとき思い浮かべる、ワクワクするような、刺激的な、そして勇気づけられる言葉です。もし自分にこのような言葉をなかなかかけられないのなら、自分を励ます言葉を紙に書いてみましょう（「できたね！」、「よくやった」、「その調子」、「努力は報われる」、「よくがんばった」）。

学習中の小さな子どもを思い出してみてください。周囲からの励ましを十分に聞けば、それが自分自身に対する見方の一部分となります。このような言葉を十分に聞けば、このような思考と言葉が一生その子の動機付けになるでしょう。今は、あなたの周りには応援してくれる人はいないかもしれません。大人になってからは、自分に動機付けを与えるのは自分です。ですから、もし自分に次のように言ったら、自尊心がどのような影響を受けるかを考えてみてください：「もう絶望的だ。やろうと思っていたことが全然できなかった。もう何もできない」それでは、次のように自分に声をかけた場合と比べてみてください：「大丈夫。まず、スタート地点に立つことができた。この調子。ちょっとたいへんだったけど、今朝よりは進歩した。よくがんばった！　明日もこの調子でいこう」翌日、翌週、翌月に起こるさまざまな課題に対処していくには、どちらの言葉の方がやる気につながるか、はっきりわかるでしょう。

2．ご褒美

何をご褒美にするかは、あなたにしか決められません。バラの花束、新しい雑誌、友達への電話、チョコレート、１日洗濯をお休みする、公園での散歩、ボーリング、競馬、なんであろうと、自分が好きなものならかまいません。比較的簡単で、自分が楽しめるものがよいでしょう。

秘訣▶

なぜ自分がご褒美をもらったのかを、再度確認する

どのようなご褒美であっても、それを楽しむ瞬間に――お風呂に入った瞬間、雑誌を開いた瞬間、チョコレートにかぶりついた瞬間――なぜ自分がこのご褒美を得られたのかを再認識してください。どのような目的を達成してこのお祝いをしているのですか。また、ご褒美の種類は時々変えてください。どんなにそれが好きでも、同じものばかりでは飽きてしまいます。

とにかく、実行あるのみ

自分自身にご褒美をやるのは、それほど簡単ではないかもしれません。自意識過剰になったり、多少罪悪感をもったりするかもしれません。しかし、これを実行するのはとても重要です。自分にご褒美をやることは、自分自身に対する意識を変えることに役立つというちゃんとした科学的根拠があります。もし、この章からひとつだけ選んで実行するとしたら、これをやってください：**自分に役立つ思考をすることができたときや、目的に向かうはしごの一段を昇れたときは、自分にご褒美をやってください。**

助けを求めた方がよい場合

治療を終えた後、自分に自信がもてなかったり、体の状態に満足がいかなかったり、常に落ち込んだ状態であったりするのは、自然なことです。しかし、このような状態はとてもつらいですし、長く続けば、生活の質が落ちるのは目に見えています。黙って耐えないでください。時間がかかるのは当然と考え、自分に大きな期待をかけないようにしましょう。同時に、助けてくれる人たちがいることも頭に入れておいてください。もし自分の体に対する考えが極端になり、自分を傷つけることを考えるようになったら、すぐに主治医や担当看護師（医療チーム）、かかりつけ医、がん患者支援センターの電話相談や悩み電話相談窓口に連絡してください。

体のイメージに関わる問題については、医療的な対策があるかもしれません──(可能であれば) 人工肛門をはずす、乳房再建、美容整形などです。ただ追加の手術は、完璧な解決方法にはならないことがほとんどです。手術前に十分検討することが必要です。手術は自分の体に対する否定的な感情や自尊心の低さを必ずしも解決しませんが、場合によっては自分に対する気持ちを改善することもあります。

カウンセラー（担当医を通じて）に予約を取ったり、地元のがん患者支援センターの専門家に会ったりすることは、自分の経験を消化し前に進むための原動力となるでしょう。専門家の助言が必要なときもあるのです。

自尊心と体のイメージは、とても複雑です。しかし、自分の生活を軌道に乗せるためには──自分が経験した変化に対処し、癒されるために──非常に大切です。上のように考えるのは、自分を甘やかすことではありません。これは絶対に必要なことなのです。もしこれがあなたの改善に役立つなら、これは周りの人への贈り物と考えましょう。あなたが自分の強さを感じ、自信をもち、新しい自分に慣れることができれば、あなたの大切な人たちや同僚、友達もその恩恵を受けることになります。

家族、友人、ケアをする人へ：自尊心が低い人をどう支えるか

自尊心や体のイメージに大きな打撃を受けた人にどのような言葉をかけ、どのように支えるか、はとても大きな課題です。自分自身に対する見方を変えるには時間と努力が必要です。これは個

人的なプロセスであり、スピードを早めるのはとても難しいことです。しかし、周りの人は協力することはできます。

これは、本書「第2章うつと気分の落ち込み」の、落ち込んだ人を支える方法の提案に通じるものがあります（本書125〜28ページ参照）。課題は2章とは異なりますが、焦らない、議論しないようにする、状況の改善につながらない思考に対抗するはっきりした証拠を提示する、自分への期待を見つめ直すなどは、すべて自尊心が低い人を支えるのにも役に立つ方法です。

以下にリストした方法は、特に体のイメージや自尊心が傷ついている人をサポートする場合に非常に有効です。

対処方法

体のイメージあるいは自尊心が傷ついている人を支える5つの方法

1. **彼・彼女に存在価値があるということを示す。** 言葉や行動で、あなたがその人と一緒にいたいと思っていること、その人の意見を尊重していること（もし本当にそうであれば）を示しましょう。仕事から戻ったときにその人に会えて嬉しいと示す、夜にふたりで会う約束をする、職場での難しい状況について意見を求めることなどは、すべて役に立ちます。
2. **正直になる。** 自尊心が低い人は、他人の行動と言葉の不一致に敏感です。あなたの機嫌が悪いときは、その人になぜ機嫌が悪いのかを説明しましょう。さもないと、自分のせいであなたの機嫌が悪いと思い込みがちです。もしその人のせいであなたの機嫌が悪いのなら、機嫌が悪くなったそのとき・その日に、その人がしたことについて自分の意見を言うようにしてください。一般的な言い方をしないでください。例えば、「あなたはいつもみじめね」とか「あなたは絶対外出したくないのね」と言うのではなく、「今夜、犬の散歩のときに一緒に来てくれると嬉しいのに」と言うようにしましょう。

3．**その人が何をしているかに注意を向け、それに対して意見を言いましょう。**　小さな子どもがどのようにして歩き方を学ぶか覚えていますか？　もし子どもが拍手されず、褒めてもらえなければ、歩けるようになるまでもっと長くかかったことでしょう。口先だけや、大げさに褒めすぎないようにしましょう。もしもその人が何かをしたら、それに対してちょっと何か言うだけでよいのです。それだけで認めてもらえたとその人は感じます。

4．**あなたから具体的に何か支えやサポートが必要かどうか、たずねてみましょう。**　もう一度、たずねてみましょう。一度では十分とは言えません。ただし、本当にその人を助けたい、と思っているときにこの質問をすべきです。サポートしながら、それが大きな負担になっている印象を与えるのは逆効果です。よい方法は、その人がこの章（あるいは他の章）の「試してみましょう」に書かれていることを行うときに、サポートすることです。その人自身とその人が見せる進歩（ときには、後退）に心から関心を示すことは、大きな支えになります。この本の残りの部分を読むことで、よいスタートを切ることができるでしょう。

5．その人が建設的に考えられるように支援しましょう。　自尊心が低い人や、体のイメージで悩んでいる人は、励ましや安心感を繰り返し要求します。このことでイライラさせられ、心配させられ、うっとおしく感じられたりするでしょう。そしてそうすることがよい結果をにつながることはあまりありません。大切な人があなたからどの程度の励ましや安心感を与えてもらうことを必要としているかを、自分で判断しなければなりません。「まだ私のことを愛してる？」という質問に、自動的に「もちろん愛してるよ」と答える代わりに、「あなたはどう思う？　あなたは私があなたを愛していると思っている？　あなたのどんな所を愛していると思っている？」と返してもよいでしょう。もちろん、このように言ってもよさそうな頃合いを見計りながら、優しく言って、あなたがその人をどれほど愛しているかがはっきりわかる「証拠」で裏付けましょう。こうすれば、その人はしばらくあなたからの問いかけへの回答を考え、ふたりのやりとりが機械的で非生産的になることを防げます。そして、その人の自分に対するイメージを改善していくやりとりに変えていけるでしょう。

第５章

周りの人との関係、パートナーとの関係とセックス

“がんと戦ってきたのはティラだ、ということはわかっています。でも自分も竜巻に巻き込まれたような気持ちです。彼女のために強くありたいと思ったけど、どうしたらいいのかわからなかった。僕自身の世界もひっくり返ってしまったんだ”

ジャック（〈ティラ、34歳、脳腫瘍〉のボーイフレンド）

がんは、いかに人との関係を変えてしまうか

あなたががんを経験したことで、周りの人も影響を受けることは誰でもわかるでしょう。恋人・パートナー、家族、友人、そし

て同僚など、皆あなたと共に大きな経験をしたのです。言うまでもなく、実際にがんと診断され、治療を受けるというトラウマになる経験をしたのはあなたに他なりません。しかし、あなたの親しい人たち――あなたのことを大切に思う人たち――も、心理的に、そして実際の生活上で、動揺させられる変化に直面したことは事実なのです。

あなたががんになったことで、周りの人たちはこれまで信じてきたこと――大切に思う人たちや世界全体に関することまで――を見つめ直すようになった可能性もあります。その人たちの生活もかき乱されたかもしれません。これは「元の生活に戻ろう」とする過程が、かなり複雑になるということを意味します。

治療中にみられる周りの人たちとの関係の変化

家族、友達、近所の人たちは、あなたが治療の真っ只中にいるときは、あなたに何かしてあげようとする傾向があります（もちろん必ずしもそうとは限りませんが！）。あなたに手を差し伸べ、あなたを守ろうとします。実際この段階では、たくさんすることがあるのです。情報を収集し、何が起きているかを必要に応じて関係者に伝え、病院の送り迎えをし、子どもや高齢の家族の世話を手配し、ご飯をつくり、掃除をし、薬を飲ませる――など、やるべきことのリストは長々と続きます。

あなたも、こうしたことが自分の命綱になっていると感じるでしょう。「職場の同僚たちは、私の病院の送り迎えや入院中のお見舞いの当番表を作りました」とローザ（52歳、乳がん）は言います。「レンジで温めるだけで食べられる手作りの夕食を持ってきてくれたり、毎晩私の状態を確認する電話をくれたりしました。私は一度も孤独を感じたことがなく、皆に支えられていると感じていました」

ところがこの過程で、それまでの役割関係が乱れることがよくあります。子どもの送り迎え、食事や家事の担当が変わることもあるでしょう。あなたの看病のためにパートナーが仕事を休むかもしれません。あなたは実家に戻るかもしれません。事務所は、マネージャーなしでやっていかなければならないかもしれません。地元のサッカーチームがレフリーを失うこともあるでしょう。

信仰

あなたの宗教や信仰が変わることもあります。がんを経験したことで、あなたはこれまで信じてきたものを考え直すかもしれません。信仰している宗派のリーダーや宗教の教えを説く書籍に、助けを求めようとしてもなかなかうまくいかないかもしれません。逆に、信仰心が強まることもあります。祈る、文書を読む、語る、礼拝所に行くことなどに慰めを見いだすこともあるでしょう。これまで信仰をもたなかった人が、信仰をもつようになることもあります。中にはがんとの闘いの真っ只中で、自分を保つために、これまでとは違う宗教やスピリチュアルの道を見つける人もいます。どちらにしても、がんを経験したことで、信仰との関わり方にもさまざまな変化が起きて、人生を変えることもあり得ます。

波風を立てない

こうした変化が起きると、人は恨みや反発の気持ちを抑えようとしがちです。普通では受け入れられないことでもがまんしてしまうのです。すでに揺れているボートをさらに大きく揺らしたくないのです。気持ちを抑えることは、診断を受け、治療の最中は、理にかなっているかもしれません。誰もがプレッシャーを感じており、波を荒立てたくないのです。皆が少しでも自分の役目を果たしたいと思っているのです。

「治療中の私は、夫のキースに頼りきりだと感じていました」と71歳のメアリー（卵巣がん）は語ります。「彼は私のためにほとんどのことをやってくれていました。だからキースが聴いているフォークソングを消して、とはとても言い出せなかったのです。私は以前からフォークソングが大嫌いでした。以前なら自分がその場を去ればすむことでした。しかしベッドに寝ているときに、彼が台所でフォークソングに合わせて口笛を吹いていると、叫びたくなるほどいやでした。でもフォークソングのおかげで彼が正気でいられることもわかっていたので、とても言えませんでした」

そして治療が終わり、医療チームの救助ボートが夕日の中に消えて行き、すべてがまた「普通」に戻るはずでした。

ところがそうはならなかったのです。

あなたの役割も周りの人たちの役割も変わりました。たくさんの不安、ストレス、緊張、プレッシャー、そして逃避を経験しました。そう考えると、周りの人たちとの関係が難しくなったとしても驚くことではないでしょう。

　これは、大きな孤独感をもたらします。ときには、治療を終えて一番つらいことのひとつは、安全な場所に完全に戻ってきたわけではないことかもしれません。安全な港ではなく、どこかの浜辺に「ボート」を乗り上げてしまったような感じです。海岸では皆があなたに手を振っています。おかえりなさい、と言っています。でもあなたは、なかなかそこにたどり着けないのです。

「職場で忙しくしているとき。家で家族に囲まれているとき。夜、妻の腕枕で横たわっているとき……。これほど孤独を感じたことはありません」と、ジョージ（49歳、直腸がん）は語ります。

　あなたはボートの修理という大きな仕事に直面しています。これはあなたの家族や友達も同じなのです。そしてそのために、周りの人たちとの関係に緊張が生まれ、問題が生じるのです。

がんを経た後のカップル：小さな揺れから、大きな揺れへ

　がんを治療している最中のパートナーの状態を表現するのに、「揺れている」という言葉がよく使われます。そして治療が終わると、誤解や対立が生まれることもあります。精神的にも身体的にも距離感をもつようになるカップルもたくさんいます。

「私の治療中、ジャックは、素晴らしかったとしか言いようがありません」とティラ（34歳、脳腫瘍）は言います。「涙に埋もれている私を笑わせ、不安いっぱいの両親が来てもその場の雰囲気を明るくし、私の看護にも全面的に尽していました。しかし私が

回復した今、あのときの親密な感覚や親しさを感じられなくなってしまいました。また一緒に暮らしはじめたのですが、大切なことを話すのではなく、この前どっちがトイレ掃除をしたか、ということでけんかする方が多いのです」

がんを経験した後にありがちな、周りの人たちとの問題

人間関係の問題――カップルに限らず、家族、友人、同僚との間にも――共通の特徴がみられます。主なものは次のとおりです。

あなた自身の自分に対する期待

・自分に対して、多くを要求しすぎる：「私は嫌な人間になってしまった。以前は落ち着いていてがまん強かったのに、今はほんのささいなことでもカッとなってしまう」

・非現実的な時間のプレッシャー：もうこの状態をとっくに乗り越えていなければならないのに。海辺で終日過ごす、地域の公会堂でのイベントに行くなど、以前は楽しめたことを、なぜやる気にならないのか理解できない。

周りからの期待

・過保護になる：「体力をつけようと思って普通の運動をしているのに、パートナーからは、やり過ぎだ、そんなことじゃまた病気になっちゃうよと言われます」

・「元どおりになる」プレッシャー：「上司から毎日電話がかかってきて、いつ仕事に戻るのかと聞かれます。あれからまだ１ヵ月、まだ心の準備もできていないのに」

・非現実的な期待：「1週間前に治療を終えたばかりなのに、まるでがんの経験がなかったかのように扱われます。妻も子どもも、すべてをそっくり私に押しつけてくるのです」

役割の変化

・前の生活を取り戻したい：「以前よりも、夫が子どものことに関わるようになりました。学校への送り迎え役を手放したがらないのです。でも、私にすれば、それは自分の役目ですから、元のように私がやりたいのです」
・役からおろされた：「病気で休んでいる間、代理の人が私の仕事をたくさん引き受けてくれました。私が戻っても、彼はその仕事を手放したくないようです。上司もそれに賛同しています。私には、少しゆっくりしなさい、そのうち別の仕事があるかもしれない、と言うのです」

休火山状態

・「夫は、私の療養中、自分がナイチンゲールになったつもりでいたようです。今も私が自分の思い通りになると思っているようですが、それは違います。前にはしなかった大げんかをするようになりました」（恨みや不安を溜め込むと、それらがうずいてきます。最終的に爆発すると、大きくなりがちです）

これらの問題にどう対処するのか

まず、やってはいけないことを挙げます。

逃避すること、そしてなぜそれは解決にならないのか

はい、また同じ指摘を繰り返します。避けても、解決にはつながりません。しかし治療後、周りの人と率直に話すのは、とても難しいものです。そのままにしておく方がよっぽど楽です。がんの治療中は、それ以上ストレスを生まないように、ヒビ割れを覆い隠し、波風を立てないようにするため、面倒を避けることが習慣になっていたかもしれません。問題はこの方法がもう通用しない、ということです。緊張、誤解、恨みなどの感情は、存在しています。しかし、これまではこうした感情を押し殺してきたので、どう切り出したらいいのかわからないのです。

周りの人たちがいろいろと助けてくれたので、その人たちに対して批判的になるのは、感謝の念がないと感じるかもしれません。「友人たちは、皆とても親切にしてくれました」とグレゴー（56歳、口腔がん）は言います。「だから、もう今はそんなに助けを必要としていない、ということをどう伝えたらいいのかわかりません。むしろ、少し、放っておいて欲しい、と思うのです」

対処方法

がんの治療を終えた後、どのように関係を築きなおすか

ステップ１：時間をかける

がんの後に生じる、パートナーや家族、友人との問題は、非現実的あるいは、漠然とした期待からくるものです。回復にどれくらい時間がかかるかは誰にもわかりません。個人差があります。ただひとつ確実なのは、治療を終えたらすぐに元に戻る、というのはあり得ないことです。誰でも、慣れるには時間がかかります。どうしたらいいのか、自分で模索する以外にないでしょう。

ステップ２：情報を集める（具体的な情報を手に入れよう）

主治医や担当看護師に「人間関係が元通りになるのにどれくらいかかりますか」とたずねたら、個人差があり、人によって異なるため、予想は不可能、という答えが返ってくるでしょう。しかし、「上司からは、治療後１ヵ月で復帰するように言われているのですが、できるでしょうか」あるいは「母にまたラグビーの練習をはじめたいと言ったら、まだ無理と言われたのだけど」という形で話をすれば、違う答えが返ってくると思われます。

医師や看護師に、これまでの経験から、特定の活動や作業ができるまでに平均してどれくらいかかるのかをたずねてみましょう。早くてどれくらいか、遅くてどれくらいかもたずねましょう。そうすることで具体的な情報を得られ、友達、家族、パートナーには、それに基づいて話すことができます。

ステップ3：サポートを求める

人に囲まれていても孤独を感じる場合は、同じような経験をした人と話すことが、大きな助けになります。そう感じているのが自分だけではない、とわかるだけでも安心です。同じような経験をした人がいるとわかると、人とのつながりが感じられます。周りの人たちとの関係をまた築いていける、という希望にもつながります。もしかすると今、あなたに一番必要なのは、がんを経験した人（地域の患者団体や、知り合い――以前から特に親しい相手である必要はありません）からのサポートかもしれません。

この方法が非常によく効いたのが、35歳のジャマル（精巣がん）です。「治療が終わった後、父の友人から手紙をもらいました。彼も30代のときに精巣がんをわずらった、と書いてありました」そして「もし僕が話したければ、いつでも時間を作るよ」と言ってくれました。「自分が一番落ち込んでいたとき、パートナーが、私に無理矢理彼に電話をかけさせました。そして、それが最高によかったのです」「私が何かを言い出すと、彼がそのあとを埋めてくれるような感じでした。私がどんな思いかを実によく理解してくれたので、もう孤独を感じなくなりました」

もしあなたが人と話すのがあまり好きではない、というタイプなら、他の方法があります。少なくともこの本では、あなたはひとりではないということを伝えようとしています。インターネットで、がんサポート関連の団体にアクセスすれば（あるいはメーリングリストに登録すれば）、自分の経験を書きこまなくても、他の人の経験が読めます。個人的な経験談を知るだけで、こう感じているのは自分だけではない、と思えることもあるのです。

ステップ４：コミュニケーションをとろう

そうです、例の面倒な「コミュニケーション」です。関係が難しくなると、「専門家」は必ず「コミュニケーション」をとりましょう、といいますが、これは看護師が大きな注射器を手にしながら、大声で「リラックスして！」と叫んでいるようなものです。

そうは言っても、もし、あなたがまだ、がんになったことで動揺しているのなら——何ヵ月も、場合によっては何年も——まだ守りの姿勢にあるかもしれません。難しいことは話題にせず、ボートを揺らさず、ただ見ないようにしてその状態を続けているだけです。これがコミュニケーションを難しくするのです。

あなた自身も、周りの人たちも、今あなたがどんな気持ちでいるか、わからないのかもしれません。「すべてを掘り起こす」という考えは恐ろしいことでしょう。「がんについての自分たちの気持ちを話すのはとてもつらい」とアナベル（68歳、大腸がん）は言います。「がんのことについて話すとなると、抑えてきた感情があふれ出すので、日常的なことを話す方がいいのです」

話すことがストレスになるのでは、と心配する人はたくさんいます。これまでに多くのことを乗り越えてきたのですから、さらにストレスになることは極力避けたいでしょう。しかし、コミュニケーションをとらないと、だんだん周りの人とは違う世界に暮らしているような気持ちになってきます。逆にその方がストレスになるのです。時間が経つにつれ、コミュニケーションしない方が覚悟して自分の気持ちを話すより、ストレスになります。

事例

ダン（53歳、食道がん）

回復のための時間

公務員のダンは、がんの治療中も職場と連絡を取っていました。治療を終えた3週間後に職場に復帰し、うまく対処しているようでした。ところが、2年たった頃から気持ちが沈んできました。結婚生活がうまくいかなくなったのです。彼はどんどん落ち込んでいきました。このとき、ダンは自分が休む必要があることにはじめて気づきました。

ダンは産業医とかかりつけ医からのサポートもあり、6週間休暇を取って、私のもとで、カウンセリングを受けましたが、ほとんどの時間を、妻、子ども、産まれたばかりの孫たちと過ごしました。また、自分ひとりの時間も必要だと気づき、家族も納得しそれに協力しました。ダンはそれまで信仰をもっていませんでしたが、ある日、地元の教会に足を運び、自分でもそのことに驚きました。教会は、自分がたどってきたことを振り返るのに適した落ち着いた場所である、と感じました。牧師は、ダンが宗教的な教えを求めてきたわけではないことをわかった上で、ダンのそばにしばらく座り、だまって一緒にいてくれました。ダンは自分と家族が経験したことを振り返り、それを消化する時間を必要としていたのです。彼は、すべてのことをやり遂げ、すぐに元の生活に戻れると思っていましたが、最後になって回復の時間が必要に

→

なったのです。「自分では気づきませんでしたが、きちんと向き合ってこなかったことがたくさんありました。それに取り組むには、静かな隠れ家のような空間が必要だったと気づきました」

違う世界にいるふたり

「ティラはたいへんな思いをしてきて、それはまだこれからも続くのです。だから、今自分の仕事が不安定で、上司からウェールズへの転勤の話を持ちかけられていることを話して、彼女に負担をかけたくないと思うのです」とティラのボーイフレンド、ジャックは言います。
「なぜジャックが何も言ってくれなかったのか、理解できない」とティラは言います。「彼が何か気にしているのはわかっていたのですが、彼はまるで、私たちが互いにサポートしあう関係ではなくなった、と思っているようです。彼の方が一方的に私をサポートするだけ、と考えているようです。私を信頼していない、という感じです」

コミュニケーションの本当の意味

理想の世界では、
・それぞれの人が物事をどう捉えているのかを、はっきり話す。
・すべての見方・考え方に耳を傾ける。

・皆が同意できる方向に進めるように、交渉する。

物事は、これほど簡単でないことは明らかです。整理して話すことが役立つのは、次のような理由からです。話す内容が整理されていれば、感情があふれ出すこともなく、興奮しなくてすみます。**ストレスを感じるかもしれませんが、それが、がんを再発させることはない**、ということを思い出してください（本書94〜95ページ参照）。

がんのことやそれに対するあなたの気持ちについて話しても、あなたの病状に影響しません。そうすることで、関係しているすべての人の生活の質は、大幅に改善するはずです。

そして繰り返しましょう

コミュニケーションというと、「大それた話し合い」をし、それがすんだら、はい終わり、と考える人が多いですね。

残念ながらそうはいきません。このように進むことはまずないでしょう。カップルであれば、なおさらです。

カップルの場合、大きな話し合いの後、一方はもう終わったと思っていても、もう一方は何度も繰り返さないとだめだ、と思っていることがあります。

「がんが再発するかもしれないという不安について、ふたりで一度話し合ったことがあります。イヴにとってはそれでもう十分だったようです」と、ダリウス（63歳、腎臓がん）は言います。「でも私にとっては違ったのです。また彼女にその話をもちかけたのですが、もう言いたいことは全部言ったでしょう、他にまだ何があるの？　と返されてしまいました。この話をもちかけるのは、自分勝手なのかな、と思ってしまいました」

相手を安心させることも、これと同じように作用します。一方が、安心するための言葉がけを繰り返し必要とする場合もあります。「がんになる前と変わらず愛している、と彼女に伝えました」と、ジャン（57歳、乳がん）の夫、スティーヴは言います。「それなのに、なぜ彼女は同じことを何度も何度も言ってほしいのか、理解できません」

がんの傷あとは長く残ることがあります。身体的なものに限りません。関係上の傷あとを修復する方法は、話し合うこと、ときには何回も——それ以外にありません。

お互いとの話し方

試してみましょう

話す時間

カップルや家族でカウンセラーのところに行けば、話すための快適な場所が用意されます。全員が話し合いの目的を理解し、カウンセラーが話し合いを導き、時間制限を忠実に守り、日常から離れた中立的な場所で、交代で話すというルールが守られます。相手の話にも耳を傾け、全員が自分の思いを表現できるように話し合いが促されるので、全体として、その話し合いはうまく統制されます。しかし、恋人、家族、友人、同僚などとうまくコミュニケーションをとるためには、必ずしもカウンセラーが必要とは限りません。その代わり、カウンセラーが使う方法を用いることで、安心して冷静に話せるようになります。

基本的な方針に沿って「話す時間」を、定期的に設けます。決まった時間に集まり、各自の最近の状況を話します。日曜日の夜に家族で１週間を振り返る、職場で月に１回、査定とサポートのセッションを設ける、あるいは毎日時間を決め、パートナーと話すなどです。

「話す時間」のルール

1. **きちんとした境界を設ける**：この時間を設けるのは、各自が本当に感じていることに焦点を当てるためです。全員に話す機会が与えられ、全員が他の人の話を聞くのが原則です。

2. **日々の生活とは違う場所で行う**：自宅や職場以外の場所で行います。少なくとも、「話す時間」が終わったら、そこから出られる部屋で行うことでけじめをつければ、日常生活に戻ることができます。
3. **制限時間を決め、必ず守る**：決められた時間を過ぎたら「話す時間」を終えましょう。そこでやめ、次の「話す時間」を決めましょう。終わる時間を決めておかないと、大きな負担になります。
4. **自分に合うように設定する**：あなたにとってどのような方法がよいのかがだんだんとわかってきます。大まかに進め方を決めておくのがよいかもしれません。あるいは各自が１～２分、誰にもさえぎられずに話す、という方法もあります。交渉（何を変えたらうまく行くのかを話し合う）や、目標を設定する（皆が目指すものを一緒に決める）時間を別に設けておくのもよいでしょう。次の「話す時間」のときに、必ずどこまで達成できたかを見直しましょう。家族や恋人同士でこのようなことをするのは堅苦しいと思うかもしれませんが、これらのルールを守ると、驚くほど関係がうまくいくようになります。ルールがないと、混乱を招く恐れもあります。
5. **中断しないようにする**：電話の呼び出し音を切り、誰が来ても出ないようにします。家が火事にでもならない限り、「話す時間」を尊重しましょう。

6．**よい終わり方を探す**：誰かがその時間で話されたことをまとめる、やることのリストを作成して終えるなどです。パートナーや家族同士なら、「話す時間」のあと一緒に楽しいことをするのもよいでしょう（一緒に好きなテレビ番組をみる、犬の散歩をする、ゲームをやるなど）。

秘訣▶

このような形で話す、ということを考えるだけでいやになるのなら、短い時間からはじめてもよいでしょう。5分や10分、時間をとるだけでも、よい出発点になります。

事　例

ティラ（34歳、脳腫瘍）

「話す時間」

ティラとパートナーのジャックは、ティラが脳腫瘍になった後、ふたりの関係にサポートが必要になり、かかりつけ医の紹介で私のところに来ました。

私たちはふたりの間のコミュニケーションを改善するために、「話す時間」を用いました。ふたりは大まかな進め方を決めてお

➜

くやり方が気に入り、まずジャックが、ティラのがんが彼にとってどのような経験だったのかを話すことからはじめました。

ティラは、ジャックに語らせました。さえぎらず、熱心に耳を傾けました。彼は30分近く話し続けました。その後、ティラが自分の経験ではなく、ジャックが言ったことに対して感じたことを話しました。

「話す時間」の経験は、ふたりにとって感動的でした。ジャックは自分がどんなにおびえていたか、またどんなに傷つきやすく感じたかを、彼女に言ったことはありませんでした。彼女の方も、ジャックがどんな気持ちでいるのかについてほとんど考えなかったことを認めました。彼のことは常に頼れる人と捉え、むしろ自分の両親の気持ちの方を心配していました。

ふたりが私の所へ来たのは２度だけでした。はじめての面談のあと、ふたりは毎週木曜日の夜、近所のイタリアンレストランで「話す時間」を設けることにしました。そして、毎回テーマを決めて──家庭での役割分担の調整、今後に向けての希望（そして不安）、目標設定など──取り組みました。ジャックはティラに仕事の問題やウェールズへの転勤話があることを伝えることができ、それによって、彼女が、引っ越しも悪くないと考えているのがわかって逆に驚いていました。ティラは、子どもを欲しいという気持ちがとても強いこと、それと同時に、治療によって不妊になっているのではないかという不安を、ジャックに話すことができました。ジャックの方は、子どもは確かに欲しいけれど、子ど

➡

もをもつかどうかに関わらず、ずっと彼女と一緒にいたいと伝えました。そして、カーディフに家を探しに行く、ティラの医師に子どもをもつことについての相談に行く、休暇で旅行に行くという計画を立てました。

2度目のセッションでは、私の方から、ふたりの家事分担についてのやりとりがうまくいっていないことを指摘しました。これについても、ふたりは体系的に取り組みました。当番表を作り、それぞれの「きれいさ」の基準の違いについても話しました。

ジャックとティラは、もう次の面談の予約は必要ないと感じました。1年後、ふたりの結婚式の写真が届きました。当然ながら、誰もが人間関係の問題をこれほど簡単に解決できるわけではありません。ただ、コミュニケーションに取り組むことは、多くの場合、一番よい出発点となります。

子どもたちに話す

子どもに自分のがんについて話すときには、同じことを何度も繰り返す必要があることを認識してください。子どもたちが成長するにつれ、がんに対する理解も深まります。過去にさかのぼって、あなたに起きたことを話す必要が出てきます。あなたにとっては、ずっと前のことであっても、子どもたちにとってはそうとは限りません。

子どもへの話し方について書かれた本や冊子などもあります

（医療機関等に置いてあるのを見たことがあるかもしれませんね）。これらはそれなりに役立ちますが、自分の直感も使いましょう。あなたのがん、そしてあなたの子どもたちなのですから。子どもたちをどのようにサポートしたらいいかを一番わかっているのはあなたです。

子どもたちにがんの話をするのは、それが過去のことであっても、とてもつらく、冷静さを保つのは難しいかもしれません。子どもたちはその話をしたくないようであったり、その話をされる必要がないように見えるかもしれません。しかし、子どもはスポンジのようなものだということを忘れないでください。ちょっと聞きかじった会話を全部記憶していて、ちょっとした表情を読み取り、どこかから情報を仕入れます。そしてそれらに基づいて、あなたに何が起きているのか、自分なりに、場合によってはまったく間違った結論を導き出します。定期的に「話す時間」を取れば、子どもたちに正確な情報を提供し、安心させることができます（子どもたちに話す場合に参考になる資料は、本書の「参考情報」を参照）。

上司に話す

「話す時間」は、上司との関係においても役に立ちます。何について話したいかを明確にした上で打ち合わせを設定する方が、水飲み場で一言二言言葉を交わして、自分が言いたいことがうまく伝わることを願うより、ずっと効果的です。いつ職場に復帰するのか、どのような調整が必要なのか、あるいは今あなたがどのような状況なのか、といったことは、よく考える必要のあることで、簡単に解決できることではありません。あなたも、あなたの上司も、時間をかけて、何をどう話すか、どのような手段が必要かを考え、計画することが必要です。あなたに何が必要かも、どの程度のことができるのかも、徐々に変わるので、コミュニケーションは続けていく必要があります。

原則として「話す時間」を終える前に、次の日程を設定しましょう。あなたが上司の立場で、自分のチームや同僚と話す場合も同じです。職場環境に新たに適応する必要が生じることもよくあることです。手助けが必要かもしれません。あなた自身、何が必要なのかをはっきりとさせることが大事です。

職場でのコミュニケーションの際に代弁者の立場に立つ人に同席してもらうことも、役立ちます。形式ばって面倒に感じるかもしれませんが、あなたが話しにくいと感じることを代わりに話してくれる人が一緒にいるにすぎません。皆が自分のことを自分で話せるのが理想的ですが、ときと場合によって――がんのこともその一例です――誰かの助けを必要とすることもあります。

食道がんを経験したダン（本書218～９ページ参照）は、６週間の休みをとった後、健康アドバイザーである産業医の付き添いのもとで、上司に話すことに自信をもてるようになりました。ダンは上司に自分の状況を順次報告し、必要なサポートを依頼できていましたが、産業医が入ることで、苦手としていた法的な権利についても話せるようになりました。

カップルや家族：その他に試してみること

・**環境や日課を変える**　あなた方のうちの誰かが、もし「話す時間」をとても嫌だと感じるのであれば、もっと気楽な形で行う方がよいかもしれません。マンネリ化するとコミュニケーションは難しくなることもあります。でもいつものやり方を少し変えるだけで、話しやすくなることもよくあるのです。

・**少しの間、場所を変える**　休暇をとる、連休にどこかに行く、食事に行くなど、家や日常から少し離れるだけでも、場所が変わるのでコミュニケーションを促せます。がんによって身体的に、あるいは経済的に少し難しいかもしれませんが、カリブ海の船旅に出る必要はないのです。

・**ほんの少し変化をつけるだけでもうまくいきます**　夜テレビを消す、あまり行ったことのない公園を散歩する、珍しい料理を一緒に作る、昔やったオセロゲームを出して遊ぶ、あるいはちょっと遠い所にあるパブに行くなどです。

ご褒美

誰かと一緒に何かを変えようとするとき、ご褒美は、自信をつける大きなきっかけとなります（ご褒美がなぜ重要なのかについては、本書199ページを参照）。進歩に対してご褒美を与えることは、あなた自身で行う取り組み以外でも大きな効果が得られます。カップル、家族、友人同士の関係でも同じ原則が当てはまります。

あなた方は皆、ショッキングな極限状況を経験しました。普通に順調なときでさえ、周りの人との関係にはそれなりに手をかける必要があります。一番たいへんなときを経た後は、細やかな愛情のこもったケアが必要です。しかしがんを経験した後、多くの人は、どういうわけか、小さなあらやストレスに目を向けがちです（ジャックとティラはどちらがトイレ掃除をするかで、もめていました）。このような小さなことはどんな関係にも表面に存在しています。それは花いっぱいの花壇の表面の、ところどころにある、でこぼこの、あるいは乾いた土のようです。しかし、それは奥深くにある肥えた滋養力のある土——関係に根を張らせ、花を咲かせることのできるような——ではありません。どんな関係でもうまくいくためには、楽しく、幸せに感じられる時間を共にすることが必要です。カップルとして、家族として、あるいは友人同士として、何か特別な時間をもとうとするのは、自分勝手なことではありません。絶対に不可欠なことです（関係の根に肥料をやる必要があるのです）。この場合も、一緒に楽しめることのリストを作るといいでしょう。食事のテイクアウト、足のマッサージ、昔懐しいゲームで遊ぶなど、ちょっとしたことでよいのです。

秘訣▶

黙るタイミングを図る

ここまでは、話すことばかりが強調されてきました。さて、ここで、完璧に計画された「話す時間」でさえ、うまくいかないこともあると聞いたら、ホッとするでしょう。日曜の夜に設定された家族での振り返りの時間が、誰かの誕生日パーティや観たい映画と重なる可能性もあります。あるいは疲れきった状態で週末を迎え、話をしたところで、怒鳴り合いで終わるとわかっているときもあるでしょう。それでもいいのです。話し合って深く分析する必要はありません。むしろ、そのようなことが何度も起きることの方が問題です。それは逃避であり（すでにこの本で何度か目にしているでしょう）、逃避が功を奏することはありません。ただ、たまに本当に話す気分にならない人がいるときは、やらなくていいのです。次の「話す時間」を設定し、延期しましょう。

思考の罠

周りの人との関係で難しいのは、話すことだけとは限りません。あなた自身の思考も、物事を難しくすることがあります。次に挙げるのは、人間関係の面でありがちな「思考の罠」です。これを認識できれば、改善につながる考え方へと変えることができます。それが、関係そのものにもよい影響を与えるのです。このリストの中で、覚えのあるものはいくつありますか？

- **人が何を考えているかを勝手に想像する**　「彼女は私のことを弱いと思っている」、「これは彼の負担になるだろう」
- **先がどうなるかを勝手に想像する**　「こんな言い争いは以前しなかった。たぶん私たちは別れることになるだろう」、「彼女がこの考えに同意するはずがない」
- **両極端な考え方**　「今、問題を解決できなければ、これからも絶対に解決できないだろう」、「私がいつも元気にしていないと、友達はみなパニックになるだろう」
- **最悪の事態を想像する**　「もし自分がどう感じているかを話したら、彼は私から去っていくだろう」、「もし自分のことをちゃんと説明できなければ、私は絶対に理解してもらえないだろう」
- **自分に厳しすぎる、非現実的な期待**　「これくらいのことは、感情にとらわれずに対処できるはずだ」、「これ以上、上司の時間を取るべきではない」
- **よい面を無視する**　「どうせつまらないことばかり話すことになるんだ」、「仕事に復帰してくれ、と言うけれど、そう言わざるを得ないから言っているだけだ」
- **レッテルを貼る、責める**　「自分は弱いからこんなことは話せない」、「あいつは自分勝手だ」

対処方法

思考を変える方法

あなたの人間関係や、コミュニケーションについて考えるとき、頭にどんなことがよぎるかを意識してみましょう。

1．**頭の中をよぎる思考を書き留める**　書かれたものを見ることで、あなたが自分に言っていることの実態を目の当たりにすることができます。あなたが、いかに自分自身や他人に対して厳しいかに驚くこともあるでしょう。

2．**自分の「思考の罠」に気づく**　前ページのリストを見てみましょう。あなたに当てはまるものはありますか？　現実はそれほどでもないのに、自分に対して厳しく、とてつもないことを言っていることに気づくようにしましょう。例えば、あなたは本当に、「いつも」つまらない話ししかしないのでしょうか。「常に」明るくなければいけないのでしょうか。

秘訣▶

反論しよう

あなたの頭の中であなた自身や他の人について、言っていることを見直します。同じことを、あなたをあまり知らない人が言っていると想像してみてください。その人が言っていることに同意しますか、それとも反論しますか。例えば、誰かがあなたに、あなたあるいはパートナーのことを、怠慢だ、ばかだ、自分勝手だと言ったとします。どう答えますか？　どこかの時点でもうやめてくれ、というはずです。それなのに、なぜ自分に対しては、違う基準を用いるのでしょう。

変化を受け入れる

がんという嵐が、あなたの家族や人間関係を変えてしまったかもしれません。漂流物が岸に打ち上げられ、その途中で物を壊したり、傷あとを残したかもしれません。でもそれは同時に、宝物を発見するきっかけになったかもしれません。あなたの生活や人間関係は前とは違うように見えるかもしれませんが、違うこと即ち悪化した、ということではありません。友人、同僚、パートナー、家族との新しいつき合い方を見つけ、それに慣れるには時間がかかるかもしれません。その変化はあなたが自分から求めたり望んだりしたわけではないのですから。しかし嵐に共にさらされた、というのは貴重です。ただ単に変化したことを受け入れるのが一番よい秘訣である場合もあります。

性関係

治療中のセックス

現実を認めましょう。治療を受けている間は、おそらく性関係はなかったのではないでしょうか。治療中は、どんな形であれ性関係をもとうと考えるには、あなた自身の体調が悪過ぎたかもしれませんし、パートナーの方もストレスを感じ、あなたを守りたい気持ちもあって、性的欲求を抑えていたかもしれません。

がんは、生殖器や性欲に直接影響を与えることもあります。大きな手術は、どのようなものでも、一定期間は性関係をもつ妨げになります。体内に入っている針やピンの痛みや、吐き気などの副作用により、触れられたり抱きしめられたりするのが不快になります。不眠症、体温の変化、寝汗、頻尿、吐き気や嘔吐など、夜間に生じる症状のため、カップルでも別々のベッドで寝ることがよくあります。

こうした状況では、ふたりの間になくなるのはセックスのみではありません。他のすべての身体的なふれあい――抱き合う、触れる、キスするなど――もなくなってしまいます。がんは、カップルに大きな距離感をもたらすのです。そして、がんになる前の生活に戻る「べき」時期が訪れると、セックスがとても大きなハードルのように感じられるのです。

治療を終えた後のセックス

このテーマについてはあまり語られることがないため、考えたことがないかもしれませんが、がんのあと、セックスに困難が生じるのは、よくあることです。

「夫と私はとてもよい性関係を営んできました。子育て中よりずっとうまくいっていました」と乳がんを経験したバーバラ（56歳）は語ります。「だから、今それがまったくなくなったのがつらいです。努力したのですが、ぎこちないし、不快だったので諦めました。ふたりとも性関係に不満なのは間違いありませんが、がんの後はこんなものなのかな、と思っています」

生殖器のがん、例えば婦人科のがん、乳がん、前立腺や精巣がんなどの場合は、性関係に影響するのは明らかです。ホルモン治療や手術、放射線治療は、膣の萎縮や乾燥感やセックスへの関心の減退をもたらすことがあります。また前立腺あるいは精巣がんの手術や放射線治療は、勃起機能や性欲に影響を与えることがあります。しかし、生殖器のがんのようにその影響がわかりやすい場合でも、人々は性生活がなくなることの影響を過小評価しがちです。何よりも、それについて話すことを避けてしまうのです。

がんを経験した人のパートナーにとって、これは微妙な問題です。パートナーの立場についても、やはりほとんど話されることがありません。多くの人が、すでにがんで苦しんできた相手をさらに傷つけるのではないかと不安に思います。相手が望まないのに、自分の欲求やニーズを押し付けているのではないかと自問します。ときには、パートナーの体が変わったことにおびえ、セックスをするとがんが自分に移るのではないか（そういうことはありません）、パートナーのがんを再発させるのではないか（これもあり得ません！）、と思う人もいます。

医療者たちも、セックスの問題は扱いにくいと捉えています。患者に性に関することをたずねにくいと思う医療スタッフもいますし、それについて質問したくないと感じる患者も多くいます。いつどのように性関係を再開するのかについての具体的な情報やアドバイスはほとんどありません。そもそもこれは話題にすべきではないと思い、沈黙の壁が作られていきます。

セックスに関しては、非現実的な期待もあります。即、元に戻ると信じていて、そうでないとわかると、めんくらいます。一方で、もうセックスは永遠にないと思いこんでいる場合もあります。

セックスについて考える

がんが影響を与えるのは、性的な欲求や身体機能だけではありません。自分の体のイメージや自尊心にも影響をおよぼします(本書「第4章自尊心と自分の体のイメージ」を参照)。これらも性関係を左右します。

当然、これまで取り上げてきた状況の改善につながらない「思考の罠」がここでも姿を現します。セックスについての「思考の罠」でよくみられるのが以下のようなものです。

- **人が考えていることを勝手に想像する**：「彼は、私の乳房を切除した部分をみて、すごくいやな気分になるに違いない」
- **先がどうなるかを勝手に想像する**：「挿入をともなうセックス

ができなければ、ふたりの関係は破綻するだろう」

・**非現実的／状況の改善につながらない期待**：「自分の体に対して肯定的な気持ちをもたなければ。がんを乗りきったのだから、自分の体を愛すべきだ」

・**よい面を認めない**：「彼女は、私のことを以前と同じように愛していると言うけれど、単に優しくしてくれているだけだ」

事 例

バーバラ（56歳、乳がん）

思考の罠

*バーバラは複数の「思考の罠」にはまってしまいました。彼女は私に、夫のトニーは、もう自分に魅力を感じていないと思う、と話しました（**人が考えていることを勝手に想像する**）。トニーはいつでも愛していると言うけれど、それは単にそう言う癖がついているからだ（**よい面を認めない**）。彼女は、トニーが自分から去っていくに違いない（**先がどうなるかを勝手に想像する**）と不安に思い、とりあえずがんの治療を終えた今、最低限、２週間に一回セックスをしなければ、ふたりの関係が壊れていることを意味する（**非現実的／状況の改善につながらない期待**）、と考えました。*

*トニーはトニーで、いくつかの「思考の罠」に陥っていました。バーバラは自分に触れられるのがいやに違いないと思い（**人が考***

➜

えていることを勝手に想像する）*彼女がもう自分を愛してないのではと恐れていました（****最悪の事態を想像する****）。彼は、がんの治療という、トラウマになることを経験したのはバーバラなのだから、セックスについての会話を切り出すのは自分ではない、そろそろいいと思ったら、彼女の方から言い出すだろう、と思っていました（****非現実的／状況の改善につながらない期待****）。*

バーバラとトニーがはまった「思考の罠」をみれば、なぜふたりが性関係について話せない悪循環に陥ったかがよくわかると思います。これはふたりがさらに不安になったことを意味します。セックスをしようと試みたときのプレッシャーと期待に圧倒されてしまっているのです。

私は、バーバラとトニーに、それぞれの思い込みや期待を話すことを奨めました。ふたりは、相手がどう考えているのかがわかって、驚いていました。私たちは、簡単で小さなステップを踏んで行く方法でふたりの関係を作り直すことに取り組みました（本書242～3ページ参照）。

秘訣▶

ひとりで進む

理想的には、パートナーと一緒に時間をかけて「思考の罠」を分析します。しかし、パートナーが話し合いに乗り気でない場合も、この問題をみないふりしないでください。一緒に取り組めなくても、自分の思考が改善とは結びつかないことを理解し、それを変えようとするだけでもだいぶ違います。そして、改善につながらない考えが頭をよぎったら、それが事実だという証拠はどこにあるのだろう、と自問しましょう。それによって、非現実的な思い込みや期待が何であるかがわかり、パートナーが取り組みに参加していない場合でも、あなた自身が自信をもつことにつながります。

しばらく中断していた関係を戻す方法

ステップ1　体の面での問題を解決する

性関係の妨げになっているのは、膣の乾燥、痛み、勃起やそれを維持することの問題など、体に生じている具体的なことかもしれません。この場合まず相談に行くべきところは、主治医や担当看護師でしょう。ほとんどの医療者は、親身になって具体的なアドバイスをしてくれるはずです。

医療者は、過去に同じような経験をした人たちをたくさんみています。膣の潤滑油や拡張器から、投薬の調整まで、セックスの問題を解決する方法はいろいろあります。がんを経験したのだから、性関係がうまくいかないのはしかたがないと思い込み、誰にも言わずひとりで悩む必要はありません。

ステップ2　セックスについて話す

当然と思われるでしょうが、がんの治療後の混乱の中にあっては、セックスについて話すことは後回しにされがちです。絆の強い風通しのよい関係であっても驚くほど難しいものです。セックスは自然に起きる（あるいは起きない）ことで、もともとそれについて話すのに慣れていないためかもしれません。

秘訣▶

セックスについて「話す時間」

この言葉から受ける印象ほどわくわくしないかもしれませんが、自分たちの性関係について話す時間を設けることが、改善につながる場合もあります。この場合も、一般的な気持ちを話す時間を設けるときと同じルールが当てはまります（本書222〜24ページの「話す時間」を参照）。次のような課題を取り上げてみましょう。

それぞれが本当に望んでいるのは何か

セックスに関しては非常にたくさんの思い込みや神話があります。まず手はじめに互いが本当のところ、何を望んでいるのかをたずね合うことは、無駄ではありません。例えば、お互いが強く求めているのは一緒にベッドで横たわって抱き合うという、相手との親密さなのに、あなたは、相手は挿入をともなうセックスがしたいのだろう、と思い込んでいることもあります。バーバラは、自分とトニーの間に最低２週間に１度はセックスがなければ、悲劇だ、と思い込んでいました。

ところがトニーは回数にはまったくこだわりがなく、むしろ、別の部屋で別の番組をみているように、夜のくつろぎタイムにふたりの間に距離ができたことを気にしていました。その方が、結婚が壊れかけている兆しだと思っていたのです。

いかにして性関係を取り戻すか

1．ゆっくり取り組みましょう

セックスを**しない**、というところからはじめます。本当です。セックスが不安の大きな原因となることがあります。不安のために、あなたはそれを避けるようになっているのかもしれません。

ですから数歩戻って、しなければいけないというプレッシャーを取り除きましょう。この方法の根拠は、セックスのことを考える以前に、身体的な親密感を取り戻すことです。その方法は、

- **セックスをしない、というルールをつくる。**このルールをしっかり守ります。下記に述べるステップを完了し、ふたりとも、自分が求めているのはそれだと確信するときまで、性交はしません。そこにたどり着くまで、カップルによっては数週間、あるいは数ヵ月かかります。また最終的にペニス挿入をともなうセックスはしないことになるカップルもいます（これは想像ほど問題にならないものです。本書245ページ参照）。そうなっても、ふたりの間の、ときめきや刺激的でロマンティックで愛情にあふれる側面が消え去ることはありません。性交だけがセックスではないのですから。
- **親密な関係を育むことに取り組む**――互いに思っていることを

話し、よく相手の話を聞き、触れ合い、撫で合い、愛情を示し合い、見つめ合い、抱き合い、キスするなど——ペニス挿入をともなうセックスはしません。このルールを必ず守りましょう。これは必要なステップです。

・**具体的な段階ごとの計画を立てる**——挿入をともなうセックスに向けての週単位、月単位の計画を立てます。

セックスにたどり着くまでの段階の例

セックスへの階段（言葉の印象ほどスリルはありませんが）

もし挿入をともなう性交を目指すなら、それに向けて次のような段階を考えてみましょう。

・散歩のときやテレビをみるときは手をつなぐ、と決めておく。
・１、２週間後（または自分たちで決めた期間）に次のステップに進みます——ソファでキスをする。
・これを１週間ほど行ったら（ずっと続けてやるのはやめておきましょう）、次の段階に進みます：ベッドでキスをする。
・徐々に、抱き合う、触れ合う、前戯などを加えていく。その気になっても、まだ性交はしません。禁止令は守りましょう。
・カップルによっては、一緒にマスターベーションできる段階にたどり着くのが適切な目標となるかもしれません。また、これが最終的な到達点となるカップルもいるでしょう。
・また、この続きとして、互いがそれを望み、身体的に可能な場合は、挿入をともなうセックスに移行することができるかもしれません。その場合でも、これらすべての段階を踏みましょう。

事 例

バーバラ（56歳、乳がん）

セックスへの階段

バーバラと夫のトニーは、はじめ、セックスをしない、という考えはばかげていると思いました。しかし、プレッシャーがなくなったことで、楽になったことを実感しました。上記で提案した段階を経ながら、互いに対する気持ちをたくさん話し合いました。

話すことによって、セックスが互いにとって大事ではあるものの、昔のような親密さと「一緒にいる」という感覚を取り戻すことの方が、ふたりにとって何よりも望ましいことに気づきました。「一緒にいるのに別々」という形で夜のくつろぎタイムを過ごすのをやめました。どの番組をみるかを話し合い、一緒にみるようにしました。同時にテレビの時間を減らし、一緒に園芸や散歩をするようにしました。一緒に孫の世話をしたり、映画館に行ったり、デートまでするようになりました。ふたりは、性交に至るまで、2ヵ月かけようと決めました。その結果のセックスは感動的で、心底楽しめました（はじめはぎこちなかったのですが）。しかし、ふたりが注目するのは、セックスではなくなりました。また互いに恋したような気持ちになり、セックスの問題が、ふたりの間に32年間の結婚生活ではじめて距離と孤独感をもたらした大きな障壁になっていた、と語りました。この困難を乗り越えたおかげで、セックス以上に大切なものを取り戻せたのです。

秘訣▶

挿入がすべてではありません

　がんの治療によって、挿入をともなう性交が非常に難しくなったカップルもいることを知っておくことが大事です。ただ、たとえあなたがこのケースに当てはまるとしても、意味のある性関係がすべて終わってしまったわけではありません。想像力を働かせる必要もでてくるかもしれませんが――アダルトグッズ、セクシーな下着、新しいテクニックなどを試してみましょう――挿入をともなうセックスができなくなったからといって、性的な親密関係がなくなるわけではありません。

2．習慣

異性間でも同性間でも、セックスになると、カップルは慣れに従う傾向があります。どちらが言い出すか、どこでするか、どんな体位をとるか、どれだけセックスについて話すかなど。

残念ながら（あるいは残念ではないかもしれませんが……)、がんは、そうした習慣を乱してしまいます。

痛み、自信喪失、身体的な変化により、以前は好きだった体位がとれないかもしれません。なので、再び自分を解き放してセックスを楽しめるように、何か簡単に変えられることを考え直す必要があるかもしれません。例えば、セックスの最中は明かりをつけない、ブラジャーをつけたままにする（不快感を軽減したり、恥ずかしさを回避できる)、潤滑油を使う、体の弱い部位を支えるために枕を積む、体位やペースを変える（膣の乾燥感に悩む女性の中には、前戯を長くし、性交自体は短くする方がいいという人もいます)、などです。

いくつかの実例

慣れていく方法

ゲーリー（前立腺がん、60歳）は、勃起が持続できないという問題を経験していました。以前は、性交のとき上になることが多かったのですが、逆に自分が下になって横たわった方が、ふたりとも楽しめることがわかりました。

マリア（大腸がん、34歳）の場合、治療中はつきあっている人がいませんでしたが、治療が終わって１年後あたりから、以前からの友人とセックスをするようになりました。はじめは自分のストマ（人工肛門）について言うのをためらいましたが、相手がとても親身になってくれるので、彼に、セックスしたいけど、ストマの穴が見えないように横向きでやって欲しいと伝えることができました。この体位を試みてからは、マリアは他の体位にも抵抗がなくなっていき、セックスに自信がついて、彼女自身が驚いていました。

がんは、当然、あなたにもあなたのパートナーにも課題となります。強い絆で結ばれているカップルにさえ、緊張をもたらします。しかしそれが関係を強くし、ときにはよみがえらせることもあります。互いのどんなところに価値を見出しているのかを見直すきっかけにもなります。

がんを経た後に、大きな問題が生じる関係においては、がんだけが原因であることはまれです。持てるぎりぎりの重荷を背負ったラクダの背中にあと１本のわらを乗せたがために、ラクダがついに力尽きてしまうのと同じです。がんが、関係にもともとあった緊張を表面化させるきっかけになることもあるのです。

事 例

ロイシン（36歳、子宮頸がん）

恋人関係の大きな変化

女優のロイシンは、子宮頸がんを乗り越えました。彼女はパートナーでもあり、４歳になる娘の父親でもあるルーが自分を超人的に支えてくれたことを実感していました。ところが体調が回復してから、ロイシンは人生から何を得たいかを頻繁に考えるようになりました。その過程で、ルーのことは愛していましたが、恋愛感情はないことに気づきました。彼はよいお友達という感じだったのです。彼は以前つきあっていた人と別れたときも、彼女の支えになってくれました。ふたりのつきあいは、何となくはじまってしまった形でした。ロイシンは、ルーに本気で恋したことはなかったと認識しました。がんを経験したことがきっかけで、本物の恋をしたいと思うに至りました。自分の強さも知りました。彼女は、ずっと独り立ちしたことがなかったことにも気がつきました。いつも誰か男の人に頼ってきたのです。この人だ、と思えない相手と過ごすには人生は短すぎると感じました。別れるのはたいへんでしたが、ロイシンとルーは娘のためにも冷静に対応することを決めました。ロイシンは、がんを経たことで自分自身が成長したと感じました。人生を切り開き、自分で一歩踏み出すきっかけになったと感じました。

パートナーとの関係に問題がある場合、カップル関係やセックスを専門とするカウンセラーにふたりで相談に行けば、その関係を続けたいのかを考えることができます。カウンセラーは、関係を作り直すか、あるいは友好的に別れられるように手助けをしてくれるでしょう。想像できないかもしれませんが、適切な支援とサポートを受ければ、相手と別れることも、悲惨な結末ではなく、自然な成り行きだと思えるようになります。

新しいパートナーとのセックス

現実には、親密な関係だからといって自然にセックスが起きるわけではありません。まだよく知らない相手に、がんのことや、それがあなたの体やセックスに対する自信に与えた影響について話すかどうか、決める必要が出てくるかもしれません。そういう状況にあるとしたら、気楽に自然に起きる楽しいものであるはずのセックスが、大きな壁のように感じられるでしょう。

たとえ長くつきあう予定がない関係であっても、がんのことに触れないのは難しいかもしれません。まず、セックスの相手にわかってしまう身体的なことを説明する必要があるかもしれません。前もってどう説明するのかを考えておきましょう。新しい相手に、例えば、「戦った後の傷あとがいくつかあるの」、「このとおり、私は苦労してきたんだ」、「年とるといろいろ出てくるものです」、とさらっと話す方法から、がんになったことやその影響を詳しく説明する方法まであるでしょう（新しいパートナーにがんの経験とそれがセックスに与えている影響について話す方法は本書251～2ページを参照）。

がんを経験した後に生じるセックスのときに必要な調整について、話せない、あるいは話したくないと感じるのであれば、セックスがうまくいかないことを覚悟しましょう。しかし、その相手と真剣につきあうことになる可能性を感じるのであれば、必ずできるとは限らないにしても、性的に親密になる前に話しておいた方がうまくいくでしょう。

どのタイミングで自分の病歴を話すかは微妙な問題です。あなたはもちろん、がんを経験した人、というだけではありません。がんの経験はあなたの重要な部分を占めていますが、育った家庭環境や仕事以上に、あなたの人格が決まるわけではありません。ここにルールはありません。いつ話すのがよいか、の正解はありません。どれくらい詳しく話すのがよいかについても同じです。自分の直感を信じるのが一番よいでしょう（もし直感があるのなら)。ただし、以下のことは心に留めておいてください。

・自分のことを話すとき、がんのことを真っ先に言う必要はありません。
・誰もが多かれ少なかれ、過去の感情や身体面での重荷を背負っています。失敗に終わった関係、慢性的な病気、関係をもつことへの不安など。
・つきあいはじめでは、ほとんどの人が、ある程度時間をかけて関係を育んでから、過去の込み入ったことや今抱えている問題を話します。

がんを経験した人の心身のケアに取り組んできたページ・トルバートと、ペニー・ダマスコスというアメリカのソーシャル・

ワーカーによると、パートナー候補の人にがんの話をするのは、「秘密、あるいは懺悔すべき罪ではなく、親密さの表れ」だと言っています。

つまり、がんについて、いつ、どれだけ相手に伝えるかは自分自身で決めてよいのです。ただし、あまり先送りにしないでください。パートナー候補の人も、あなたの「がん歴」を、消化する時間が必要かもしれません。今はもう、あなたもよくわかっているとおり、がんは、人々にさまざまな感情を生じさせるものです。あなたのことが心配になったり、自分自身のことが心配になったりします。パートナー候補が、あなたのがんのことを知ったら、質問したくなるでしょうし、不安やためらいも出てくるでしょう。心の準備をしておきましょう（現実的な期待をもちましょう）。相手は、たぶん驚き、不安になり、きっと考え込むでしょう。

もし相手が、これは自分にとってどんな意味があるのかを考える時間が必要になっても、あなたのパートナー候補から外れるわけではありません（最悪の事態を想像する、という罠にはまらないようにしましょう）。がんの経験やそのセックスへの影響については、徐々に話せばよいのです。ゆっくり進めることをお奨めします。がんになったことがある、と伝えてすぐ、それゆえにセックスで気をつけるべきことの話をしたら、相手は怖がってしまうかもしれません。そうではなく、このように進めるのはどうでしょう。

・まず、がんになり、回復したことを伝える。
・まったく別のときに、がんになってから抱えている課題や問題について話す。
・３回目くらいに、セックスする際に問題があることを伝える。

・最後に、また別の機会に、手術の傷あと、潤滑油、体位、勃起機能などについて詳しく話す。

秘訣▶

「そっと、そっと……」 その効用

段階ごとに進めば、各段階で、あなたの語ったことを十分消化する時間を相手に与えられます。あなたにとっても、相手がどう受けとめているのかを理解する時間がとれます。性的に親密になる前にこれらのことを話せたら、あなた自身を守ることにもなります。どう反応するかで、その人がどんな人であるかがよくわかります。もし相手が逃げたり、親身になってくれなかったり、あるいは何も感じていないようであれば、たぶんその人のいない人生の方がよいでしょう。逆にうまく対応する人であれば、あなたは素晴らしい人に出会ったかもしれません。

セックスとがんの話を出会ったばかりの人にするにはバランスを考えることが必要です。確実なただひとつのルール――極めて曖昧で状況の改善にはつながらないルールのように思われるかもしれませんが――は、可能ならば、自分の直感を信じることです。

全般に、カップルのこと、セックスのこと、がんのことを同時に考えるのは、知り合ってから５分であっても50年であっても、とても難しいことです。あまりに複雑で、この状況からはもう解放されないのでは――少なくともすべて同時には――と不安に思うこともあるでしょう。しかし、最終的には、自分がどう感じているか、自分は相手に何を求めているのかを伝えられれば、人生はもっと楽で、ずっと楽しいものとなるでしょう。

第6章

疲労

“時々、まあいつもじゃないだけ、まだましなのですが、筋肉を動かすのに力を振りしぼるのがつらくて、この状態をどうするか、考える気力もなくなることがあります。まるで、自分の体と心のスイッチが切れてしまったようです”

サイモン、61歳、胃がん

疲労って何？

ここでいう疲労とは、過去にあなたが経験してきた疲れとは異なり、あなたの体と心に大きな影響をおよぼすものです。疲労には、どうにもできないほど強いものから、比較的軽いものまであります。あるいはこの両方を行ったり来たりするかもしれません。

疲労は、非常によくあるにもかかわらず、無視されがちな、がんとその治療後の副作用です。

次のようなことはありますか。
・寝ても疲れがとれない。
・疲れきっている感じ、エネルギーが吸い取られたような感じ。
・自分のエネルギーが突然外へ流れ出てしまったような感じ。
・極端に疲れている、どうしようもないほど消耗することがある。
・やりたいことに手がつけられない、最後までやり遂げられない。

これらのことをよく感じるなら、あなたは疲労しているかもしれません。とても手に負えないと感じられることもあります。

このように感じると、自分には頼れる人がいないと思いがちです。特に高齢でがんを経験した人の場合、周りの人たちは（医療チームさえ）それを歳やストレスのせいにする傾向があります。

「周りの人は、私に、もう歳なんだから疲れるのは普通だ、と言います。でも、私にとってはぜんぜん普通じゃないのです」と、ジーン（75歳、結腸がん）は言います。「皆、そろそろゆっくりしてもいい年齢だ、と言いますが、毎週のダンスや体操教室に行けなくなったり、これまでやっていたことができなくなるのが、私にとってどんなにつらいことか、この人たちはわかっていないのです」

疲労についての事実

- **疲労は、世間で考えられているよりも、よくあるものです。**がんの治療中は、少なくとも４人中３人が疲労を経験しており、そのうちの大半が治療を終えても疲労感が続いてます。
- **疲労について話すのは難しいことです。**疲労をうまく表現する適切な言葉が見つからないため、誰も真剣にとりあってくれないと感じがちです。
- **疲労を感じながら生活するのはつらいことです。**研究によると、疲労はいろいろな副作用の中で、一番つらいものだという結果が出ています。
- **疲労は長く続きます。**困ったことに、疲労は、がんの治療を終えた後の副作用の中でも、一番長く続きます。何ヵ月も、何年も続く可能性があります（でも、絶望的にならないでください。疲労をコントロールするための方法はたくさんあります）。
- **疲労は生活全般に悪影響を与えます。**疲労はあなたの生活の隅々にまで影響をおよぼします。体力、集中力、気分、周りの人との関係も疲労と無縁ではありません。

疲労の程度は、人によって異なります。体力、やる気、スタミナがちょっと落ちたくらいに感じる人もいれば、エネルギーがすべて流れ出てしまったように感じ、最低限のこともできなくなる人もいます。日常に戻りたいと思っている矢先に、このような疲労を感じると、もう耐えられないと思うかもしれません。

疲労はなぜ起きるのか

疲労は、がんによって生じるストレスと治療に対する身体的・精神的反応です。化学療法で使われる一部の薬の副作用としても知られています。事実、がんの治療中は、疲労は問題として認識され、主治医や担当看護師が、薬や輸血などで（ある程度までは）対応します。しかし治療を終え、これからは自分でやっていくように、と病院から出されると、こうした対応はされなくなります。したがって、あなたは消耗し、疲れきって、体力がなくなっているのに、頼るところがないままになるのです。

次に挙げるのは、がんの治療が、心身に長期的に与える影響で疲労の要因となるものの例です。

- **麻酔と化学療法**：これらの影響から回復するには、予想外に長くかかります。
- **治療後も続けている薬**：疲労を悪化させる薬をまだ服用しているかもしれません。
- **免疫システムとホルモンの量**：これらが変わると、疲労の原因になることがあります。
- **体の状態**：治療を受けている期間、あまり動かなかったので筋肉量が減り、体力が落ちているかもしれません。そのために、消耗している、活力がない、と感じることがあります。
- **よく眠れない**：よく眠れないのは、がんを経験した人にありがちなことです（本書「第７章睡眠」を参照）。
- **栄養**：あなたの体は大きな打撃を受けたため、体力をつける必要がありますが、食事だけでは、必要なエネルギーが十分にとれていないかもしれません。また、以前にくらべ、取り入れた栄養を、体が効率よく使えていないこともあるでしょう。

・**気分の落ち込み**：がんになってから気分が落ち込むのは、よくあることです（本書「第２章うつと気分の落ち込み」を参照）。落ち込むと、活力もやる気もなくなります。

・**体力の浮き沈み**：次に説明するように、体力の激しい浮き沈みのサイクルを経験しているためかもしれません。

感情的に消耗した状態

がんはあなたの気持ちも消耗させます。あなたは大きな脅威に直面しました。がんの診断とその治療というトラウマを受け、生活も大きく変わりました。そして治療を終えてからも更に大きな変化に直面せざるをえませんでした。生活の一部になっていたサポートから突然切り離されたからです。これらのすべてに対処するには、身体的にも精神的にも多くの力が必要です。あなたが疲れきっていても、当然なのです。

しかし不思議なことに、治療を終えたときにこうしたことを説明されたという人はほとんどいません。疲労とは何か、なぜそれを感じてもおかしくないのか、それに対して何ができるかについて、誰も説明してくれないのです。多くの人が「単に疲れているだけ」という感覚のまま、放置されています。これは、間違っているだけでなく、腹立たしいことです。自分も「元どおりになるはずだ」と思い、人からもそう言われます。再出発の機会を得たのですから、中断していたことをすべて再開し、目覚ましい成果をあげ、自分を立て直し、そしてそれができなくても、せめて億万長者のような気分になるべきだ、と思っているかもしれません。しかし、それができないのです――現実には、ほとんどの場合、疲れきっているのです。

浮き沈みのサイクルにはまる

浮き沈みは、疲労を感じている人に非常によくみられます。浮き沈みは、以下のように作用します。

ある日は、いつもより少し元気だと感じます。朝、すぐに起きて、そそくさといろいろなことをします。しかし、やり過ぎて疲れ果ててしまいます。次の日か、２、３日後には、くたくたになってしまいます。

まるでジェットコースターのようです。自分がどれくらい元気かによって、日々振り回されているようです。浮き沈みサイクルにはまっているために、体力をつけることも、何かの計画を立ててそれを進めることもできません。調子のよいときが、いつくるのかが、わかりません。自分の体が勝手にひとり歩きしているようなものです。

こうしてみると、疲労に対処するのが難しいのは当然です。本当にたいへんなことなのです。

事　例

ジーン（75歳、結腸がん）

浮き沈み

ジーンは化学療法を終えて１週間で、またダンス教室に通いはじめました。しかし、彼女は教室がはじまる前に既に疲れており、終わった後には疲れ果てていました。教室の後、２日間は寝たきりのような状態でした。３日目に少し元気が出てきたと感じたので、起き出して、家事をしはじめました。実際は彼女の夫がすでにすませていたのですが、ジーンは「家事を彼にやらせるなんて、よくないわ。私がいつもやっていたのに。彼は庭仕事をやり、私は家事をやるの。なので、彼に、自分はもう元通りになったからもう家事はしなくていい、と示したかったんです」

問題は、家事をやったことで、ジーンが疲れ果てたことでした。また２日間ほど寝込んでしまいました。これが繰り返され、ジーンの欲求不満は高まる一方でした。彼女は典型的な、浮き沈みのサイクルに陥っていたのです。

疲労にどう対処するか

主治医や担当看護師に相談してみましょう

　疲労は、がんの治療後の主要な副作用として、医療者たちの間でも、以前より関心が集まっています。相談すれば処方する薬を変えたり、栄養のアドバイスをしたり、安全で適切な運動を提案してくれるかもしれません。(疲労から逃れるために運動するのは、矛盾していると思うかもしれませんが、そんなことはありません。本書101〜04ページ参照)。

対処方法

優先順位、計画性、ほどよいペース（訳注：英語では３つのＰ）

　３つのＰ（優先順位をつける prioritise, 計画を立てる plan, 程よいペースで pace）をあなたの疲労対処法の柱にしましょう。

１. 優先順位をつける

　これは少し難しいかもしれません。あなたは忙しく、人に頼らずにひとりで作業をするのが好きなタイプですか。人のために常に何かしようとする「与える人」ですか。それとも、いつも一度にたくさんのことを同時にやろうとする「実行する人」ですか。もしこの３つのどれかであるなら、おそらく今、あなたは苦しんでいるでしょう。疲労のせいでこの先やっていけないと感じているかもしれません。優先順位をつけるのは、曲芸の玉廻しで落とした玉を拾い上げ、それをまた空中に放り投げるときの最初のステップに似ています。これをうまく行うには、玉をいくつか片側に置いておく必要があります。それは単に、落とす前の状態からまたはじめるのは不可能だからです（たとえ、治療中はなんとか対処していたにしても）。ですから、優先順位を決めることで、また物事を進めるための適切な判断ができるのです。

優先順位のつけ方

あなたの生活と、やろうと思っていることについて、次の質問に答えてみてください。

・今やらなければいけないことは何か。
・後回しにしたり、量を減らせるものはないか。
・自分の身体的・精神的エネルギーを多く使っているものは何か。これをやる**必要**はあるか。
・助けてくれる人や便利な道具はないか（買い物のとき、キャスターのついたショッピングカートは役立つのではないか。友人に荷物を持ってもらえないだろうか）。
・自分にとって、特に意味のあることは何か。自分に対する感じ方がよくなること、特に親しめることは何か（孫の面倒をみる、ボランティア活動に関わるなど）。
・自分にとってあまり意味のないもの、重要でないものは何か。それをやらなくても大丈夫か。代わりにやってくれる人はいないか。いるとしたら、誰か。

秘訣▶

　このように優先順位をつけていくことについて、周りの人に、その理由を説明する必要が出てくるでしょう。ある程度の交渉が必要になるので、準備しておきましょう。

自分の思考に注意を払おう

　他人ではなく、自分の思考によって疲労に対処するのをやめてしまうことがあります。「〜すべき」「〜であるべき」的な思考はよくありますが、悪影響をおよぼすものでもあります（例えば、「12人分の食事くらい用意できなきゃ。前はこのくらいのことは、ちゃんとこなしていたのだから」）。自分がこのように考えているときには、それに気づくようにしましょう。そして、その考えに疑問をもち、より優しい現実的なものに置き換えましょう（本書「第１章不安」を参照）。

優先順位をつけることは永久に続くわけではない

　ずっと、やりたいことを保留にしたり、他人に頼む必要はありません。がんの治療後の疲労におそわれているときに、たくさんのことをやろうとすると、浮き沈みサイクルにはまったままになってしまいます。時間と共に（何週間か、何ヵ月か後）、計画を立てて自分のペースで物事をうまくこなせるようになっていきます。活力も出て体力もつき、少しずつ回復していきます。そうすると、もっと多くのことができるようになります。

事 例

サイモン（57歳、胃がん）

物事の優先順位をつける

サイモンは大きな中学校の副校長です。彼は数学とパソコンの授業を担当し、試験の登録、時間割、取りまとめ、経過確認の責任者でした。彼の妻は慢性的な肺の病気を長くわずらっていたため、サイモンが買い物や洗濯など、多くの家事をこなしていました。ふたりは地元の教会活動にも積極的に関わっており、毎週の聖書の読書会や日曜礼拝後の軽食の準備などを担っていました。彼らには２人の成人した子どもがおり、週末に泊まりがけで来る３人の孫たちと会うのも楽しみのひとつでした。

サイモンは、手術後、化学療法を受け、６ヵ月間仕事を休みました。順調に回復しましたが、食欲不振とうまく食べられないという問題を抱えていました。サイモンは疲労感にも悩まされていました。６ヵ月も休職したので、すぐにでも学校に戻るべきだと考えていました。学校側は、徐々に復帰することを提案してくれましたが、サイモンはすぐフルタイムに戻り、以前担当していた授業と管理の責任をすべて引き受けました。家と学校との往復は自分で運転し、帰りには買い物もしていました。

帰宅すると、サイモンはベッドに倒れ込みました。授業の準備はできず、教会活動もできず、妻と一緒に過ごす時間ももてなくなりました。孫たちが週末に泊まりに来るのも引き受けられなく

➜

なりました。このような生活が4ヵ月続き、サイモンは切羽詰まっていました。彼は、自分がただ「存在しているだけ」のように感じられました。

面談でサイモンと私は優先順位をつけることを、じっくりと話し合いました。サイモンが疲労に立ち向かうはじめの一歩は、活動を減らす必要に気づくことでした。彼は一時的にパートタイムで働くことを受け入れました。

サイモンは校長に相談して、自分が特に得意な仕事はどれか、どの仕事なら他の人に代わってもらえるかなど、仕事の見直しを行い、分担を調整してもらいました。家では、妻が食料品をインターネットで買うようになりました。また、教区の牧師と話し合い、教会での仕事量を少し減らしてもらうことにしました。学校の行き帰りは同僚の車に乗せてもらうことにし、疲れる運転から解放されました。そして、孫たちには毎週末泊まりに来る代わりに、手はじめとして毎週土曜日、半日だけ遊びに来てもらうことにしました。

サイモンは今でも時々、前と同じ量の仕事をこなすことができない自分を責めてしまいます（彼は特に「〜すべき」「〜であるべき」的な思考に陥りやすいタイプです）。そして、しばしば人がどう思っているかを勝手に想像します（「こんなに疲れているべきではない。ここから自分を引っ張りださなければ。みんなすごく親切で、自分のせいで変化した状況にも合わせてくれる。みんな、私のことを重荷に思っているに違いない」）。私とサイモン

→

は、彼のこうした傾向に取り組むことにし、サイモンはだんだんと自分に優しい言葉をかけられるようになりました。例えば、「これは一時的なものだ。元に戻るためのステップだ。自分はやりたいことをすべてやっているわけではないが、少なくとも何かはやっている。周りの人たちは、私を助けるのをまったく問題だとは思っていないし、中には私を助けられることを喜んでいる人もいる」

サイモンは、うまく機能していくためには、彼自身が変わる以外に方法はないことを受け入れました。少しずつサイモンの体力は回復し、徐々に仕事を増やしていきました。回復はとてもゆっくりだったので、ときには欲求不満がつのりましたが、6ヵ月後に、サイモンは私にこう言いました。「これはとても価値のある取り組みでした。私はまだ100%ではありません。まだ長くかかりそうですが、自分をうまくコントロールできているという感覚がありますし、人生が楽しくなり、前ほど疲れなくなりました」

対処方法：続き

2. 計画を立てる

何をする必要があるのか、何をしたいのかが決まったら（つまり優先順位をつけたら）、どのように実行するかの計画を立てましょう。

このようなことには、なじみがないかもしれませんが、人は驚くほど、無意識のうちに計画を立てているものです。例えば、決まった時間に起きるために目覚まし時計をセットすること、切れる前に自動車保険の更新手続きをすることなどです。かなり先のことに対して早くから計画することも、思った以上によくやっていることです。例えば、チャリティーマラソン大会で走るための準備をする、就職の可能性を高めるために講座を受ける、といったことです。計画を立てて疲労をコントロールするのは、あなたが普段やっていることとそんなには変わらないのです。ただ焦点がしぼられているだけです。

計画の立て方

まず、週ごとの計画を作る習慣をつけましょう。日曜日に、これから1週間することをリストしましょう（紙に書き出す、パソコンやスマートフォンのカレンダー機能を使うなど）。

以下のことを考慮してください。

- **時間の割り振り**

　いつ何を、するか。

- **優先順位**

　何が重要か。後回しにできるのは何か。

- **バランス**

　やることを、1日、そして1週間の中で、均等に割り振りましょう。それによってバランスを保ち、体力の浮き沈みに陥らないようにします。

- **体力を節約する**

　自分の体力を節約できる道具や方法はないかを考えてみま

しょう（座ったまま着替える、通勤時間を変えてラッシュアワーを避けるなど）。

・仲間を見つける

体力作りのための散歩なら、友達と一緒のほうが実行しやすいでしょう。買い物も、誰かが一緒なら、スーパーで牛乳を買い忘れても、すぐに牛乳売り場に取りに行ってもらえます。一緒にやれる人はいますか。

・ご褒美

これまでの研究によると、計画したことを達成するたびに報われたと感じると、そのことをもっとやる気になることがわかっています。ご褒美は、予定表でやったことに印をつけるという単純なものでかまいません（印をつけながら、よくやった、と自分に言い聞かせます）。クリスマスや正月のために貯金箱に硬貨を入れるのでも、友人とランチをするのでもよいでしょう。大切なのは、予定表に自分へのご褒美計画を入れておくことです。それを計画の一部にしてしまうのです。

・休みをとる

いつ、休みますか？　休みについても他の活動と同じように計画が必要です。必ず予定表の中に入れておいてください。

3．ほどよいペースを作る

今のあなたが余裕をもってできる活動のレベルを見つけましょう。疲れきらない程度の活動レベルです。これは、言うは易く行うは難しです。

あなたの体力は、日々、あるいは1時間ごとに変わると感じるかもしれません。活動と休憩のバランスが大切です。毎日、ある一定レベルの活動を、定期的に休みながら行い、活力が底をつかないように少しずつ体力とスタミナをつけていきましょう。そのためには、活動と目標を、細かく区切るのがよいでしょう。仕事をやり過ぎて活力が底をついてしまうような、完璧主義的な思考や期待が出てきたら、本当にそれでよいのか疑問をもつようにしましょう。

ほどよいペースをつくるためには：

- **やっていることに時間制限をつける**

あなたがやりたいこと、しなければならないこと（自分で優先順位を高くしたこと）を考えてください。例えば、それが庭仕事だとします。自分がとても疲れていると感じている日に、どれくらいの時間、庭仕事ができたか確認してみましょう。15分間やって、やり過ぎて疲れたと感じましたか？　もしそうなら、はじめは10分にするのが現実的でしょう。これを基本的な時間の長さとしてください。休みを入れるまで、庭仕事を10分することを目標にしましょう。

- **自分に制限をつける**

気分がよく、庭仕事を10分以上できそう（「あるいはやるべき？」）だと感じても、10分に抑えましょう。タイマーや携帯のアラーム機能を上手に使いましょう。そうすれば、没頭して時間制限を超えてしまうことを防げます。

- **休憩と活動を交互に行う**

その後、10分から15分休みましょう。園芸の本を読んだり、種まきの計画を立ててもかまいませんが、**体を休めること**です。

そのあと、再び10分の庭仕事にかかります（タイマーをセットします）。それが終わったら、15分間のお茶の時間にします。次の10分は、苗を植え、水をやりましょう（またタイマーをセットします）。これで今日の庭仕事は**終わり**です。すでに30分間の庭仕事をやったことになります。合計では１時間かかりましたが、ちゃんと時間制限を守っていたら、あなたは疲労で燃え尽きてはいないはずです。

- **１日のうちに、このパターンを１、２回繰り返しましょう。**

　もっと庭仕事を続けたければ、同じパターンで行いましょう。あるいは、同じ30分のパターンで次の日にしてもよいのです。

- **この「基本時間配分」によるパターンを問題なくこなすことができたら（最低でも１週間、同じパターンで試してみましょう）、活動に使う時間を少しずつ増やしましょう。**休憩時間は同じままにしておきます。

- **優先順位を高くつけたことについて、それぞれ上で述べたようなパターンで取り組みましょう。**

　それぞれの活動には、独自の基本時間配分があります。庭仕事は、10分からはじめましたが、運転やコンピューターを使う仕事はそれほど体力を使わないので、20分か30分からはじめてもよいでしょう。

- **自分に負担をかけないように優先順位を決めて、予定を立てましょう。**

　また庭仕事の例に戻ります。庭の中で、一番にすべきことを優先しましょう。前もって必要な道具や服を用意し、帽子や熊手を探すのに貴重な体力を無駄にしないようにしましょう。背伸びをしなくてもいいような長い取っ手のついたはさみなど、体力を節約できる道具を利用しましょう。

・ゆっくりやりましょう

欲求不満が出ることをあらかじめ予想しておきましょう。たとえ不満がたまっても、自分が決めた制限時間を超えたり、作業時間を急に延ばさないように気をつけましょう。それをやってしまうと、すぐにまた浮き沈みサイクルに陥ってしまいます。

秘訣▶

あなたが思っているほど、欲求不満にはなりません

ほどよいペースを作る、というと不自然に聞こえるかもしれませんが、実は私たちは無意識にペースを調節しながら行動しているのです。座っているときは時々姿勢を変えるし、仕事の合間におやつの時間を設けます。そのように自分に命令しているのではありませんし、これを「休み」と呼んでいるのでも、タイマーをセットしているのでもありません。しかし、これらすべてを「休み」と同じように行っています。上記で紹介したのは普段は意識せずに行っていることを意識してやる方法なのです。

例

スーパーでの買い物

・優先順位をつける

あなたは本当にこれをしたいと思っていますか、それとも、する必要があるのでしょうか。買い物リストを書いて、誰かに頼めますか。インターネットで買い物できますか。

・計画する

もしこれが、あなたがやりたい、またはやらなければならないことなら、計画を立てる必要があります。どれくらい体力を使うでしょうか。それは、週ごとの一番大きな仕事のひとつでしょうか。それともサイモンのように1日の終わりに組み入れられるものでしょうか。あなたのスケジュールに組み込めるものですか。1度の大きな買い物になりますか。スーパーが空いている平日に行く方がよいでしょうか。近所の店に週に何回か行けばすむでしょうか。また、スーパーまで行く方法も考えておく必要があるでしょう。もっと簡単に行く方法はありますか(車に乗せてくれる人はいますか)。スーパーでは、体力を節約できることはありますか？　例えば、かごの代わりにカートを使う、何度も腰を曲げたり、手を伸ばさなくてもよいように浅めのカートを選ぶ、商品棚を行き来しなくてすむように、棚にそった買い物リストを作成する、会計のあと買ったものを袋に入れるのを手伝ってもらう、などです。小さなことでも積み重なると違いが出るものです。

・**ほどよいペースを作る**

活動を細かく分け、合間に休憩をはさむことを考えてください。例えば、途中でカフェに寄ってお茶を飲む、少し座るために洗面所に行く、薬局の椅子でしばらく休むなどです。帰宅後は休むことも計画に入れてください。買ってきたものは、そのまま30分くらい放っておいてもよいですし、誰かに片付けてもらってもよいでしょう。

・**自分にご褒美をやる**

自分が優先順位をつけ、計画し、ほどよいペースでスーパーへ買い物に行けたことを思い出せるように、買い物の際、自分へのご褒美を買うのもよいでしょう。

これらはすべて遠回りのように見えるかもしれません。しかし、忘れないでください。小さなことでも積み重ねによって、あなたの疲労に大きな違いが出るのです。

秘訣▶

続ける

現実には、日曜日の夜に１週間の計画を立てられないこともあるかもしれません。計画を立てても、予期せぬことが起こるかもしれません――タイマーが鳴らなかったり、同僚が風邪をひいたり、子どもが学校を早退してきたり、車が動かなくなったり、などです。計画は完璧ではありませんし、完璧にやろうとすると問題が起こります。しかし、計画を立てることは、自分が物事をコントロールしている、という感覚をもつためにとても適しています。自分の使う労力については特にそうです。ですから、ここに４つめのＰ（persist）「続ける」があるのです。もし何かが起こって計画が狂ったら、物事を再調整し、考え直さなくてはなりません。その場合はじっくりと次の計画を練るとよいでしょう。とにかく続けることです。これは本当に効果があります。

事　例

ジーン（75歳、結腸がん）

ジーンの計画

ジーンは、体力があまりないように感じる日でも、疲れずに10分間の家事はできると考えました。化学療法が終わった直後は、家中に掃除機をかけていましたが、代わりに家事を10分ごとに分割してやることにしました。最初、ジーンはたとえ体調の悪い日でも10分間の家事を３時間置きならできると考えていました。

これだけでも、１日の終わりには40分間の家事をやったことになります。掃除機かけとちり払いを交互にやることに決めて、体調の悪い日でも掃除機かけを20分間、ちり払いを20分間できまし

➔

た。彼女の家は、基本的に清潔に保たれていました（実は多くの人たちよりずっときれいにしていたと言えます）。たとえ、いつもより体力があると感じる日でも、ジーンはこの制限を守りました。はじめは欲求不満になりましたが、この制限を設けることで、彼女は浮き沈みサイクルにはまらずに、スタミナをつけていきました。

ジーンが私のところへ診察に来なくなった頃には、家事を30分ごとに配分していました。彼女は、「結構いろいろ達成できるし、自分は30分置きにお茶を飲む資格があると思えます。毎日、しなければならないことを、きちんと考えるようになりました。もう少しやれるだけの体力があると思えるときも、1日の家事は30分間を3回までと決めています。おかげで今は、家事以外のやりたいことをする時間も増えました」

休憩と、なぜそれが不可欠かについて

休むということは考えるだけでも難しいものです。そして、多くの人は、休むことに葛藤を抱えています。休むことは、弱虫か最低のことのように聞こえるのかもしれません。もしかしたら、気を紛らせるために、あるいは、「人生を精一杯生きる」ために、いつも忙しくしていたいのかもしれません。ただじっと座って休んでいるのは、怠慢ではないか、退屈するのではないかと、人々は恐れます。もしかしたら、あなたは自分の生活はしばらく中断

されていたのだから、失われた時間を埋めなければ、と感じているかもしれません。そんなときに、休みを取るのは、なかなか受け入れられることではないでしょう。

サイモン（胃がん）は、「はじめは、休むように自分に強いるのは、どうもしっくり来ませんでした。私はとても活動的でしたので、休むことは自分を甘やかすことだと思っていましたし、休むことに違和感がありました」と話していました。しかし、上で述べたように、休むことは、疲労に対処する重要な方法のひとつなのです。

気がおかしくならずに休む方法：

・「休む」という言葉が気に入らなければ、違う言葉を使いましょう（「体力回復時間」、「気分転換する時間」、「追いつくための時間」、「静かにする時間」、「気持ちをくつろがせる時間」）。
・休みを、全体の中の一部分とみなしましょう。確かに休息は必要ですが、運動も必要です（本書284～5ページ参照）。スポーツ選手は、自分たちのスケジュールに休憩時間を組み込んでいます。それが練習時間と同じくらい重要なことを、ちゃんとわかっているからです。
・睡眠と休息を混同しないでください。日中、昼寝をするときは、短時間にとどめておいてください。特に夜、なかなか寝付けないのであれば、昼寝は20分～30分以内にしましょう。ベッドで休む必要はありませんし、何もせずに壁をただじっと眺めている必要はないのです。新聞を読む、ストレッチをする、お茶を飲む、クロスワードパズルをやる、ちょっとおしゃべりするなどでも、かまわないのです。これらは「安らぎを与える」ことです。バランスを取るために行う、活力をそれほど必要としない時間、と考えればよいのです。

・休み時間に制限を設けましょう。活動時間と同じように、休み時間も正確に取りましょう。15分か30分後（または、あなたが決めた時間単位）に目覚ましをセットしましょう。目覚ましが鳴ったら、必ず次の活動に取りかかりましょう。

秘訣▶

「コントロールされた休み」、という処方箋

疲労は、力尽くで抜け出せるものではなく、疲労したまま突き進めるものでもありません。疲労にうまく対処するには、休みをきちんとコントロールすることが重要になります。

このページを、「コントロールされた休み」の処方箋だと考えてください。これは「いつ、どの薬をどれだけ飲むか」という医師からの処方箋のようなものです。休みは薬瓶には入っていませんが、薬のように、決めた量を定期的にとることが肝要です。

疲労しているときにしがちな考え（疲労思考）にどう対処するか

あなたの頭の中は、がんの治療を終えた今、できるはずのこと、やるべきなのにやれていないことなど、改善につながらない思考でいっぱいになっているのではないでしょうか。このような思考に支配されると、あなたはやり過ぎてしまいます。そしてあの嫌な浮き沈みサイクルに巻き込まれてしまいます。

疲労しているときにしがちな思考は、なじみのあるいつものパターン、つまり「思考の罠」にはまりやすいものです（「思考の罠」については、本書31〜33ページ参照）。

以下が疲労しているときに陥りがちな「思考の罠」です。

- **非現実的な／高すぎる期待**：「以前は、もっとたくさんこなすことができた」、「あれくらいは、いくらなんでもできるだろう」、「もうXヵ月も経っている……。いい加減、これを乗り越えていなければ」
- **自己批判**：「私はだめだ」、「私はつまらないことで大騒ぎしているだけだ」、「もっとできるはずなのに」
- **両極端な考え**：「完成できないのなら、はじめた意味がない」、「仕事に毎日行けなければ、私のキャリアは終わったも同然だ」
- **人がどう思っているかを勝手に想像する**：「みんなは、私が怠け者だと思っているに違いない」、「みんな、私が泣き言ばかり言うと思っているだろう」
- **先がどうなるかを勝手に想像する**：「あれほど多くのことを成し遂げるのは、もう私には無理だろう」、「私はこれから先も、ずっとこんな気分でいるのだろう」

まず、自分が限界を超えてやり過ぎることにつながる思考が、どんなものかに気がつくことが大切です。また、あなたの絶望的な、消耗する思考、つまり、これからずっとこんなに疲れているのか、これから先もこんな感じなのかと考えてしまう思考に気づくことも必要です。

疲労の扱いが難しいのは、医師、心理学者、友人、同じがんを経験した仲間の誰ひとりとして、それがいつまで続くのかを予想できないからです。しかし、普通は時間とともに、疲労感は減り、この本のアドバイスを取り入れれば、回復スピードは増すでしょうし、少なくともコントロールはできるようになるので、日常の生活への支障は最小限になるでしょう。

思考を捉える

本書の他の章（「第１章不安」、「第２章うつと気分の落ち込み」）で、改善につながらない思考にどう対処するかを説明しました。しかし疲労については、注意すべき点がいくつかあります。例えば、

・疲労感が特に強く、自分が思っていたより早く活動をやめなければならないとき
・なかなか活動をはじめられず、やる気を出すのが難しいとき
・やめなければ、とわかっていながら、「自分の限界」を超えて活動してしまうとき

このようなときは、あなたの思考は改善にはつながらなくなっています。こんなときこそ、この思考を「捉える」好機です。

自分の思考を捕まえるには、上記のような状態のとき、自分に対してどんな言葉を使っているかに気づくことが大切です。

・頭の中をめぐっている言葉そのものを把握するようにしましょう。調子のよいときでもこれは簡単ではないので、疲れているときは難しくて当然です。しかし、頭の中の言葉はそこにあり、しっかり見極めようとすれば、必ず捉えられます。

・その思考を捉えたら、できれば紙に書き留めてみましょう（書くことで、その考えから距離を置き、客観的になれます。紙に書くと、頭の中だけにあるときよりも、自分の一部という感じが薄れます）。

その思考について、次の質問に答えてみましょう。

・自分の現在の状況を考慮に入れていますか。それとも、がんになる前の、何でもやれる自分になることを期待していませんか。
・自分のことを叱りつけて、批判していませんか。
・こうした思考が状況の改善につながりますか。それともこれは単に自分のやる気を削ぐだけでしょうか。
・親友が同じ状況に置かれていたら、どんな言葉をかけるでしょうか。なぜ、自分には違うことを言うのでしょうか。

秘訣▶

まったくエネルギーがないとき

上記の質問に対する答えを書き留めることは、とても役立ちます。しかし、もし書くだけのエネルギーがなかったら、次のことを試してみてください。自分の考えがわかったとき（思考を捉えたとき）、「この考えは公平か」「これは役に立つか」と自分に問いかけてください。これによって、浮き沈みサイクルから抜け出し、嫌な「思考の罠」に疑問をぶつける機会ができます。

事　例

フィオナ（50歳、白血病）

フィオナは自分の生活を元に戻すのに苦労していました。がんになる前、彼女はスーパーでパートとして働き、家事をすべてこなし、離婚したためひとりで学習障害のある子を含む３人の10代の子どもを育ててきました。周囲の人はみな、彼女は働き過ぎだと言いましたが、彼女はそれを続けていました。

しかし、がんになったことで、すべてが変わってしまいました。フィオナの治療はつらいものでした。彼女が私のところへ来たときは、体はそれなりに回復していましたが、疲労困ぱいのようでした。彼女は、何をやってもうまくできないと感じており、なかなか動き出せずにいました。

まず、私はフィオナに活動の記録（本書106～７ページ参照）をつけるように言いました。この記録をみると、フィオナは、自分が思っているより多くのことを成し遂げていました。しかし同時に彼女が浮き沈みサイクルに陥っていることもわかりました。よい日には、これまでの「埋め合わせ」をするためにいそいそと仕事をこなします。しかし悪い日には、ボ～ッとして昼間からテレビをみている状態でした。そして、悪い日の方がよい日よりも多くありました。フィオナは、物事の優先順位をつけたり、計画を立ててほどよいペースで実行することを難しいと感じていました。というのも、常に自分に対して「全然だめだ。20分の散歩さ

→

えできない。以前は、家のことも仕事も3人の子どものことも全部こなしていたのに」などと言っていたからです。

フィオナは、この18ヵ月の間に自分に起こったことを、まったく考えていませんでした。彼女は疲労を、がん治療の副作用としてよくあるもので長期間続くもの、としてではなく、失敗とみなしていました。そのため、彼女の期待は厳しく非現実的なものでした。この先気分がよくなることはなく、助けを求めるのは弱さの証で、周りの人に迷惑をかけると考えていました。

フィオナにとっての最初の一歩は、自分にどんな言葉をかけているのかを認識することでした。体力が落ちてきたと感じたときは、頭に浮かんだ言葉や文章を紙に書き留めました。彼女はこの作業が嫌いでしたが、効果はありました。白い紙に書かれた黒い文字は、どれほど彼女が自分に厳しく不公平かを客観的に認識させるのに役立ちました。彼女は自分にレッテルを貼ることをやめ、体力を取り戻すには、時間がかかることを理解しました。「小さな一歩、大きなゴール」という言葉がとても役に立ちました。また、自分と同じ状況の人がいたら、どのような言葉をかけるのかを考えることも効果的でした。そして、驚くこともあったそうです。彼女は「夕食後の片付けと、自分のものの洗濯は自分でするように3人の子どもたちに言ったところ、子どもたちは予想に反して意外と抵抗しませんでした」「実は、子どもたちは私を助けていることが、まんざらでもないようでした」と言いました。

フィオナは仕事の復帰に関して、職場と交渉する必要もありま

→

した。彼女は仕事に戻りたかったのですが、がんばり過ぎてまた浮き沈みサイクルに陥ることを心配していました。がん経験者としてフィオナの雇用は障害者差別禁止法（訳注：イギリスの場合）によって守られているため、雇用主は、彼女が復帰できるように適切な措置を講じる必要がありました（勤務時間の調整、在宅勤務の検討、仕事内容の変更、勤務時間の段階的延長、通勤手段の検討、再検査のための休暇取得など）。

フィオナの勤務先は大手企業であったため、職場には労働衛生担当者がおり、彼女が仕事へ復帰する際に、大きな助けとなりました。まず週に2日、1日につき半日分の仕事量から復帰し、3ヵ月かけて、以前と同じように、週に3日半の仕事量に戻していきました。重いものを扱う職務を免除され、代わりにレジ、新入社員の監督、電話の受付等の業務を担当しました。

時々フィオナは、同僚たちが「私が経験してきたすべてのことを忘れて、以前のように戻ることを期待しているのでは」と考えている自分に気づきます。しかし、今は、彼女はこのような思考をすぐに「捉え」、人がどう思っているかを勝手に想像していることに気づくことができます。そしてもし自分の友人が同じ状況にあったら何と言うかを考えます。「私は前より温和になり、職場での友達づきあいもできるようになりました」と彼女は言いました。「だいぶ自分に自信がもてるようになり、疲労もコントロールできています。以前考えていたよりも、ずっと簡単にコントロールできるのです」

体を動かそう

疲労について書かれている章で、運動しろと言うのは、矛盾していると思うかもしれません。あなたは休むべきで、エアロビクスなどをすべきではないはずですね。しかし、疲労への対処に、運動はとても重要です。あなたの体は苦難を経てきたため、筋力も身体能力もほぼ確実に落ちています。ほどよいペースで徐々に筋力をつけていけば、あなたがいくつであろうと、どの段階であろうと、また体力をつけられます。がんの治療を受けたことによって乗り越える必要のある身体面の大きな問題を抱えているかもしれません。主治医や担当看護師、かかりつけ医に体力をつけることについて相談するのはよいことです。相談することで運動をはじめる前に、制限や問題があるかどうかを知ることができます。

リン（44歳、乳がん）は、体力を取り戻すため、走りはじめました。しかしなかなか体力がつかず、苦労していました。日に日に彼女の不満は高まり、彼女の夫でさえ、彼女をひょろひょろだと責めるほどで、結局かかりつけ医に行くことにしました。かかりつけ医は、放射線治療で肺が傷ついた可能性があり、そのためになかなか体力がつかないのではないかと説明しました。「トレーニングでいき詰まっていたとき、肺機能が弱いのは放射線治療のせいだと知っていればどんなによかったか」「もう少し早く誰かがそのことを教えてくれていたら、自分に対する期待も違っていたと思います」とリンは話しました。

しかし、疲労に対処するために、いつでもできることはあります。次のような方法で体を動かしはじめることができます。

・**目標を低めに設定する。**活動のペースを維持するためのルールに従い、活動と休憩をバランスよく取るようにしてください。
・**すこしずつ運動の強度を上げていく。**もしほとんど体を動かしていないのなら、座った姿勢から立つことを２、３回やることからはじめてもよいでしょう。次に、そっとストレッチを行うか、近所をゆっくり散歩するのもよいでしょう。
・**自分が好きなことをする。**エアロビクスのレッスンに行く必要はありません。犬の散歩、水泳、庭仕事などもすべて活動です(運動をはじめるときの秘訣などについては、本書103〜４ページを参照してください)。
・**脱水状態にならないように、運動中は水分をとる。**
・週に４、５回、**中程度の活動を30分くらい行うことを目指す。**それができるまでには時間がかかることも理解してください。
・**「運動仲間」を見つける。**一緒に歩く友達や、運動する仲間がいるとやろうという気持ちが高まります。
・**医療チームからアドバイスを受ける。**または、地元のスポーツセンター等の運動指導員によるプロのアドバイスを受けましょう。体力をつけるには、安全で効果的な、自分を過度に疲労させないようなプログラムがベストです。身体的に何か問題がある場合は、医療者のアドバイスを受けるのがよいでしょう。

秘訣▶

運動には効果があります

多くの科学的研究が、週に2、3回の軽度から中程度の運動（例えば、歩く）は、がん治療後の活動レベル、食欲、身体機能、生活の質を高めることを示しています。疲労をコントロールするには体を動かすことが大切ですが、**優先順位をつけ、あらかじめ計画し、適度なペースで行うことが重要です**。そうしないと、浮き沈みサイクルに陥ってしまうおそれがあります。

対処方法

疲労について話すこと

相手がどんなに親しい人であっても、疲労について話すのは難しいものです。疲労を説明する表現が漠然としていてうまく伝わらないのではと心配になるでしょうし、ただ愚痴っているように思われるのでは、と不安にもなります。

1．忍耐強く行いましょう。

疲労について説明するのは難しいものですが、それを理解することも難しいのです。それでも続けてください。疲労とは何か、それにどう対処しようとしているのかをうまく説明できるようになるには、時間がかかるでしょう。

2．医学的な観点から説明しましょう。

疲労は、単に疲れていることとは違うことを伝えましょう。

医師の間で、がんとその治療の副作用として生じるものだと認識されていることを伝えましょう。睡眠不足や加齢のせいではなく、「寝不足の解消」で解決するものでもありません。

3．交渉しましょう。

疲労に対処するために、周りの人たち――パートナー、子ども、友人、上司や同僚と交渉する必要が出てくるでしょう。ふたつのP、優先順位をつけること（prioritise）、計画すること（plan）が重要な役割を果たします。自分にとって何が重要か、どんな手助けが必要かを考えてみましょう（すべてについて助けを求めてもうまくいかないでしょう。周りに聖人でもいれば別でしょうが、いたとしても、そのうちその聖人にいら立つことになるでしょう）。次に、何の助けを求めるのか、そしてそれがどう自分に役立つのか考えましょう。

4．わかりやすく説明しましょう。

疲労が現在、あなたの生活に大きな影響を与えているが、どう対処するかについてはっきりした考えがあること（考えただけでは、疲労が消えるとは限りませんが）を説明しましょう。あなたが彼・彼女らにして欲しいことは、自分の疲労への対処方法の一環であることを伝えましょう。頼み事を、明確に具体的に言えれば、自分に起こった変化と手助けの必要性を長々と話すよりもずっとよい反応が得られます。「いろいろ変える必要があるの。とても疲れているのよ」ではなく、「毎週木曜日の午前11時に家に来て、スーパーで買ってきたものを袋から出すのを手伝ってくれない？」と言う方がよいでしょう。

また、何かを頼むことは、あなたの周りの人たちを意気消沈させない効果もあります。周りもあなたが疲労しているのをみるのは、とてもつらいのです。その人たちにも、ぜひこの章を読んでもらうといいでしょう。

5．自信をもち続けてください。

あなたには疲労について話す権利があります。周りの人たちもあなたを助けるのに一生懸命でしょう（がんを経験した人のサポートは難しく、特に治療後の人の場合は、なおさらどうすればよいのか、わからないものです）。職場では、あなたを助けようと積極的に動こうとする人は、あまりいないかもしれません。しかし、上司や同僚は、何かしたいと考えています。ただやり方がわからないだけなのです。ですから、あなたの権利や障害者差別禁止法での会社側の責任について、よく情報収集しておくことが大切です。会話はフォーマルなものでなくてかまいませんが、ちゃんと情報を集めて準備しておくことは、誰もあなたの言うことに耳を傾けない場合の重要な資料となるでしょう。

6．いつでも会話をやめる心づもりをしておきましょう。

もし会話がうまくいかないようなら、やめましょう。あなたの言うことを聞く姿勢のない人に対して、エネルギーを使わないようにしましょう。別の機会に話し合いの場をもつように、再調整しましょう。

7．対話を続けましょう。

この章に書かれている戦略を実行すれば、徐々にあなたは体力とスタミナをつけられるでしょう。その場合、あなたが必要とする手助けの内容も変わっていきます。一回の話し合いでは不十分です。定期的に自分の進歩を振り返り、その時々でどのような手助けが必要なのかを調整するのがよいでしょう。

8．周りの人たちに感謝しましょう

あなたは周りの人たちの好意に甘えているわけではありません。自分の疲労に対処するために、周囲の人たちがどう自分をサポートできるかについて、わかりやすい情報を提供しているのです。この人たちがあなたを快くサポートし、それがうまくいったら、その人たちに感謝しましょう。感謝すれば、相手もあなたを引き続きサポートしてくれます（感謝もご褒美、ということです）。そして自分のサポートがあなたの役に立っているとわかれば気分もいいものです。

事　例

ジーン（75歳、結腸がん）

再び体力をつける

ジーンは、ダンスをまたはじめたいと教室の先生に伝えましたが、レッスンの最初から最後までをこなせず、不満が溜まっていました。先生はケガからダンスに復帰した人を指導した経験から、復帰するには少しずつやる必要があることを知っていました。先生は、週１回のレッスンに早めに来て最初のストレッチとウォームアップだけをやるようにジーンに伝えました。これを難なくこ

→

なせるようなってから、ジーンはダンスのレッスンに10分間参加しました。2～3週間かけて、参加時間を5分ずつ延ばし、1時間のクラスに通しで参加できるようになりました。

「ダンスの再開は、私にとっては大きな意味があります」とジーンは言いました。「がんを過去のものとし、75歳でがんになったにもかかわらず、私は負けていない、ということを自分にも世界にも示したかったの。でも、それを達成するには、少しずつ行い、がんばり過ぎないようにしました。それは簡単なことではなく、ときには、落ち込むこともありました。でも、最後にはそれを達成できました」

代替療法

疲労を軽減し、エネルギーを補充するために、代替療法が試されることもよくあります。鍼灸、リフレクソロジー、アロマセラピーなどです。これらの代替療法が疲労に効果があるという科学的証拠は、はっきりとしたものではありませんが、ときにはアロマセラピーが友人や近所の知り合いに役立ったという口コミの方が、科学的な根拠よりも重要なこともあります。代替療法をやっている地元のがん患者支援センターや、専門のサロンなどに行く余裕があるのなら、優しい愛情のこもったケアを受けることは、間違ったことではありません。

親身になってくれる優しいセラピストの施術を受けることで、よい気分になれるでしょう。またこのようなケアは貴重な休憩時間と、あなたに必要な「ご褒美」を与えてくれます。ただし、代替療法から奇跡を期待してはいけません。この章に述べた疲労に対処する方法は、多くの人が試して実際に効果が得られたものであり、アロマセラピーのマッサージオイルのようなよい香りはしませんが、必ず効きます。

記憶障害：「ケモブレイン」

化学療法を受けていると、記憶力や集中力が落ちると言われています。適切な言葉を思い浮かべる、早い会話についていく、情報を覚えておくといったことに困難を感じます。心理学者はこれらの症状を「がん治療に関わる認識機能の変化」と呼んでいますが、最近は「ケモブレイン」ということが多いようです。

これは比較的新しい研究分野ですが、がんの専門家は、「ケモブレイン」が多くの人にとって、治療中やその後の深刻な問題であることを認識するようになっています。現在、専門家は医学的な解決方法を探っており、その予防を目指しています。

たいていの場合、「ケモブレイン」の症状は化学療法を終えてから２～３週間で消えます。しかし、人によっては、長く続くことがあります。記憶喪失になったように感じるので気が動転しますが、いずれ「ケモブレイン」は消えていきます。それまでの間、やっかいで、ときには苦痛となる症状を緩和する方法があります。

ケモブレイン対策の行動計画

・**「やること」のリストを毎日作成する：**

毎日、その日にしなければならないことをリストしましょう。やるべきことを覚えておくのに役立ちますし、何も達成できていないと感じていても、実はできている、という貴重な証拠になります（本書106〜7ページ参照）。

・**自分へ伝言を残す：**

留守電、ボイスメール、パソコンを活用したり、付箋にメッセージを書いて家中に貼ります。それらに覚えておくべきことを書いておきましょう（例えば、お鍋の火を消す、玄関のドアに鍵をかける、犬に餌をやる）。

・**整理整頓する：**

物はいつも決まった場所か適切な場所に置いておきましょう。例えば、車の鍵は、ガレージの横のフックにかける、固定電話の横に携帯電話の充電器を置く、流しの下に掃除道具を置く、というようなことです。常に同じようにしておきましょう。

・**口に出して、目で見る：**

覚えておくべきことを声に出すと、「聴覚記憶」が起動されます。更に視覚化を行えば、「視覚記憶」も動員できます。これは、記憶促進システムのようなものです。例えば、ハンドバックを置いたとき、注意深く観察し、どこに置いたかを頭で描くようにします。そして「ハンドバックは、玄関のドアの横の椅子の上」と口に出して言ってみます。予約を入れたり、初めての人と会う約束をした時には、相手の名前や時間、日にち、場所などの内容を紙に書きながら声に出すと、記憶を定着させるのに役に立ちます。

・**ノート（または、スマートフォンなど）を持ち歩く：**

思いついたこと、名前、イベント等、覚えておくべきことを記録することを習慣にしましょう。

・**集中すべきときは、注意を散漫にさせるものを最小限にしましょう：**

例えば、電話で話すときは、うるさいリビングルームから出て、階段に座りましょう。職場では間仕切りのない部屋から、小さな部屋に移してもらいましょう（障害者差別禁止法であなたの権利は守られています）。運転中は、ラジオを消しましょう。こうしたことは、大事なことに集中するのに役立ちます。

・**脳を活性化させた状態に保ちましょう：**

数独（訳注：ナンバープレース）やクロスワードパズルは、記憶力を増強し、脳をフル回転させる手助けになります。

・**不安にならないようにしましょう：**

記憶力が落ちているところに不安が加わると、ただ事態を悪くするだけです。これは「ケモブレイン」だということを自分に言い聞かせてください。それは、がんの治療後の副作用として認識されています。新たな病気や問題ではありません。この症状は、徐々に消えていきます。どれくらいの期間この状態が続くかは人によって異なりますが、諦めないでください。これまでの研究から、化学療法を終えた1年後には、その症状はかなり薄れ、2年後以降には更に薄れていくことがわかっています。それまでは、この状態に対処する方法を実践しましょう。

秘訣▶

がんになる前の生活を振り返り、どれくらいよく忘れ物をしたか、間違った場所に物を置いてしまったか、道に迷ったか、そしてそれでも特に気にしていなかったかを思い出してみてください。忘れることは普通のことです。すべてを記憶にとどめておく能力は、人間にはありません。

疲労に対処するのは簡単ではありませんが、この章に書かれているいくつかのことが実践できれば、不便な状態が短期であろうと長期であろうと、うまく対処することができます。

家族、友人、ケアをする人へ：疲労を経験している人をどう支えるか

もしこの章の中でひとつだけ覚えておくべきことがあるとすれば、**「疲労」と「疲れ」には大きな違いがあるということでしょう**（両者の違いを理解するには、この章の最初をもう一度読んでみてください）。

疲労に対処する：やっていいこと・いけないこと

・疲労を怠慢、やる気のなさ、弱気のせいに**しないこと**。そして、疲労を「歳のせいだ」と年齢を理由にする罠にひっかからないこと。その代わり：

・疲労は、がんの治療後の副作用として医学的に認められた一般的な症状ということを、定期的に**意識すること**。あなたの大切な人は活力が不足しているため、以前はできたことができなくなっているのです。活力は戻ってきますが、時間がかかります。あなたの不満はよくわかりますが、不満を暴走させないようにコントロールしましょう。

・相手のために**何もかもやってあげないこと**。普段よりやるべきことは増えるかもしれませんが、相手に、もうひとりでは何もできない、と思わせてはいけません。もしあなたがすべてをやってしまったら、その人は余計に自信を失い、落ち込むでしょう。その代わり：

・その人ができていないことではなく、できること、または達成したことを**話しましょう**。

・その人がいつもより元気がありそうだからといって、１日にたくさんの活動を**詰め込むことはやめましょう**。無理をすることになり、また元に戻ってしまいます。その代わり：

・浮き沈みサイクルについて、よく**理解しましょう**（本書259ページ参照）。あなたの大切な人が、徐々にスタミナをつけるにはどうすればよいか、話し合いましょう。実現可能な目標を設定し、それに立ち向かう行動を手助けしましょう（３つのＰ

について学習しましょう。本書261〜73ページ参照)。その人が、基準となる活動レベルを決め、ほどよいペースで活動する方法をあなたが理解すれば、大きな助けになるでしょう（本書268〜73ページ参照)。

・「休みなさい！」と**言ってはいけません**。彼・彼女がそうしないと、あなた自身の怒りのもとになります。その代わり：

・前もって、休憩時間を１日の活動予定に組み込む手助けをしましょう。その人に、休憩は必ずしも「何もしない」ことではないことを話しましょう（もちろん、たまには何もしないのもよいアイディアですが)。もしその人が「休憩」という言葉を嫌がる場合は、その人が好きな別の言葉を使いましょう。

さらに役立つ５つの方法

1．運動して、少しずつ体力をつけていくように促しましょう(本書284〜86ページ参照)。あなたができるのであれば、一緒に運動してもよいかたずねてみましょう。リラックスするための取り組みについても、同じです。

2．がん治療後の疲労に対処していく中で、逆戻りもあることを知っておきましょう。どれほどうまく物事に優先順位をつけ、計画し、休憩を入れても、疲労の方が勝るときもあります。これは誰のせいでもなく、単に疲労の性質によるのです。

3．このようなことが起こったとき、その人がやる気を失わないように――不満を言いたくなったり、がっかりするかもしれませんが――その人ができていることに焦点を当てましょう。

4．３つのＰ（本書261～73ページ参照）を彼・彼女に意識させ、必要なら体力向上の計画の練り直しを手伝いましょう。

5．そして、どんなに難しくたいへんであっても、体力は改善する、体力は戻る、と信じるように促しましょう。それは必ず**実現すること**、そしてあなたが彼・彼女を**助けられる**ことを、あなたも信じてください。

第７章

睡眠

“ベッドで静かに寝息をたてている妻のそばに横たわっていたとき、突然、お互いたいへんだったな、という実感が湧きました”

レン、73歳、前立腺がん

がんの診断・治療と睡眠

がんと診断されたことで、あなたの眠りが変わってしまったかもしれません。研究によると、がんをわずらっている人の大部分は、夜何度も目を覚まし、半数以上が不眠症だと言われています。夜、寝静まると、いろいろなことを考えてしまいます。それがはじまると、手には負えなくなります。これまでは問題がなかった人でも、がんの治療によって睡眠が乱れる可能性があります。

診断中や治療中にみられる睡眠の問題

- 手術や体に大きな負担のかかる治療を受けて回復を待つ間は、人の出入りの激しい病棟のベッド（静かな個室であっても）でよく眠ることは難しいかもしれません。
- 手術や薬の副作用――痛み、吐き気、嘔吐、頻尿――のために、夜中、眠れない時間が長く続くかもしれません。
- あなたの日常生活は変わりました。治療中は活動量が減り、仕事も休んでいたかもしれません。
- 起床時間や就寝時間が変わっただけでも、睡眠のリズムが乱れる可能性があります。
- あなたの気分も影響を受けます。眠れないことが、うつや不安を引き起こすことがあります。また、逆にうつや不安が睡眠問題を引き起こす場合もあります。
- 日中は、物音がしたり、周りに誰かがいたり、自分が動いていることで、不安や心配事から気持ちをそらせるかもしれません。ところが夜の静かな寝室は不安の倉庫です。そのうちプレッシャーも生じます。「ずっとベッドで目を覚まし、あと数分で眠れなかったら明日の化学療法を乗りきれない、と何度も考えてしまうのです」とサンドラ（65歳、外陰唇がん）は話します。
- がんになる前から、不眠の傾向があった場合、診断後は、ますます悪化します。

がんの治療後の睡眠問題

しかし、今や、がんが過去のものになったのに、なぜ睡眠が問題になるのでしょう。

それは睡眠が習慣だからです。いったん乱れると、元に戻るには時間がかかります。例えば、サンドラは「治療が終わり、体はよくなって、忙しい毎日に戻り楽しんでいるのに、いまだに夜眠れなくて、ベッドでまんじりともしないことがあります。これだけがあのいやながんの影響で、唯一、元に戻らない部分です」と言います。

治療を終えてからも、睡眠が問題となる理由

- **治療の影響の症状がまだ続いている**：特に夜にやっかいになるものがあります。例えば、傷あとの痛みや不快感、弱った筋肉、体温の変化、寝汗、頻尿などです。「寝付きはよいのですが、朝早く、寝汗でびっしょりになり、体が熱くて目が覚めるのです」と、アリス（54歳、乳がん）は言います。「どんな天気でも窓を大きく開けて涼む必要があります。寝汗がとてもひどく、いつもパジャマとシーツを全部取り替えることになるのです。これをやっていると完全に目が覚めてしまいます。まるで地獄です。いつも疲れて怒りっぽく、イライラし、ときには絶望的になります。みんな眠れないせいです」
- **感情的な問題**：治療を終えると、いろいろな感情が生じます。こうした感情は特に夜強くなります。再発の不安、落ち込んだ

気分やうつ、空回りするような思いは、夜に強まり、明け方までずっと眠れないことがあります。「治療中は、がんばっていられました」と、カラム（51歳、腎臓がん）は言います。「健康だと言われた今になって、夜中、ベッドで、もっと悪くなっていたかもしれないと考えたり、また悪化するかもしれないと心配していることに、自分でも驚いています」

・**眠れないことに対する不安**：これは悪循環です。眠れないことで不安になり、その不安でさらに寝付きが悪くなります。睡眠不足の影響をあれこれ心配します――明日うまく乗りきれるか、睡眠不足でいつまでやっていけるのか、と。「翌朝、仕事でフォークリフトをちゃんと運転できるのか心配しながら横になっています」

　カラムはさらに続けます。「自分や誰かを危険な目にあわせないか、不機嫌に妻や子どもたちに接しているんじゃないか、と心配です。こんなに興奮しているので、眠れないのも自分でわかるのです」

がんになったことがあっても、まったく睡眠に問題がない人もいます。そういう人はただ普段に戻るだけです。一晩ぐっすり眠れば、よく休めて回復した気分になれます。

これは幸運な人たちです。

それ以外の多くの人たちにとって、良き眠りは、手の届かない幻想のように感じられます。

睡眠の基本

睡眠についての基本的な事を理解すれば、あなたは睡眠問題に対処することができます。

睡眠のリズム

睡眠は24時間の「体内時計」に大きく影響されます。これはサーカディアン・リズム（訳注：ほぼ24時間周期のリズム）として知られており、このリズムがあなたの睡眠に大きな影響を与えます。暗くなったら眠り、太陽が昇る朝に目覚めるようになっています。

夜勤の人や夜中に飛行する航空乗務員など、夜は寝て昼間は起きている、という従来の睡眠リズムに沿わない人たちは、夜眠る習慣を取り戻すのに苦労します。体内時計が壊れ、習慣が変わっているのです。がんから回復するときにも同じことが当てはまります。あなたには新しい（多くの場合、状況の改善につながらない）習慣が身についてしまったので、元に戻さなければなりません。

「正常な睡眠」とは

睡眠は水や食べ物と同様に、人間にとって基本的に必要なものです。睡眠なしには生きていけません。

睡眠は夜ごとに繰り返す一連のサイクルからなっています。

私たちは、睡眠を安定した何もしていない時間、と考えていますが、まったく何もしていないわけではありません。睡眠中にもさまざまな身体的そして精神的活動が行われるのです。

正常な睡眠のリズム

通常、成人の睡眠は、次のようなものです。

1. 目覚めている状態から、比較的すぐに眠りに入る。
2. 急速に深い眠りに移行する。
3. もっとも長くて深い睡眠：これは４時間くらい続きます。睡眠の専門家によると、この初期の深い睡眠が一番有益とのことです（これで、サッチャー首相が毎晩４時間しか寝なくても働けた、という有名な話を説明できます）。
4. 睡眠サイクルの残りの部分：目覚めるまで、深い眠りと浅い眠りを繰り返す。

睡眠について、一般に信じられている間違った認識

実際には、多少睡眠不足でも気にすることはないのですが、眠れないと、もっと眠らないとだめなのでは、と悩み、ますます眠れなくなります。

・**一般に信じられていること**：睡眠が足りない場合、後でその分だけ眠らないと、疲れがたまる。

・**事実**：眠れなくても、その分の睡眠時間をすべて取り戻す必要はないと専門家は言います。睡眠の最初に訪れる深くよい眠りにつければ、十分なのです。

- **一般に信じられていること**：日中、ちゃんと働くには、夜８時間の睡眠が必要だ。
- **事実**：実際はこれよりずっと少なくていいのです。５、６時間の睡眠で十分です。

- **一般に信じられていること**：昼間疲労を感じるのは、十分に眠っていないからだ。
- **事実**：がんを経験した人の疲労には、夜の睡眠とは関係のない、いろいろな理由が考えられます（本書「第６章疲労」を参照)。日中あなたが疲れを感じるのは、夜よく眠れなかったせいだけではないかもしれません。

あなたは実際どの程度の睡眠を必要とするのでしょう

あなたが思っているほど長い睡眠は必要ないかもしれません。必要な睡眠時間は一生の間で変化します。すべての人が同じだけ必要とするのではありません。以下は、平均的に必要な睡眠時間です。

- 10代の若者――９～10時間
- 成人――７～８時間
- 高齢者――６～７時間

不眠症

不眠症という用語は、次に挙げる睡眠の問題のいずれか、あるいはすべてに使われる言葉です。

・寝付きが悪い（床についてから30分たっても、寝付けない）。
・夜中、何度も目が覚める（１晩に２回以上）。
・朝早くに、目が覚める。

おそらくあなたは、このいくつかと戦っていることと思います。あるいは、あなたはすぐ寝付けるし、夜、目が覚めることはないけれど、寝ても元気が回復したと思えないかもしれません。

睡眠の問題は、欲求不満や憂うつな気分を引き起こしますが、睡眠がとれていないことに対して不安になることの方が、睡眠時間そのものより大きな問題になることもあります。ある程度の睡眠不足なら、体がうまく対応できるようになっています。

習慣の変化

睡眠は習慣です。習慣を変えるのは難しいことです。そのため、がんの診断、治療、不安など治療後のさまざまな問題で、睡眠リズムが一度乱れると、古き良き習慣を取り戻すのはたいへんです。しかし、あなたはそれを取り戻すことができるのです。

秘訣▶

食べ物、アルコール、コーヒーおよびタバコ

多くの人が、食べものや飲みものの助けを借りて、眠ろうとします。しかし、これは逆効果になりがちです。ハミッシュ（72歳、前立腺がん）は、お昼を多めに食べビールを一杯飲んだあとに眠気を感じたので、夜に多めに食べてビールを飲むことにしました。これが事態を悪化させました。寝る1、2時間前にたくさん食べることは、よい睡眠にはつながりません。体が消化のために働いているので休めないのです。食べたものを消化し終えるように、夕方早めの時間に軽い食事をとりましょう。お酒についても同じことが言えます。アルコールは眠気を誘うと思われるかもしれませんが、研究によると、眠くなるのははじめだけで、夜はむしろ目を覚まさせます。ですから、アルコールを飲むのは最小限にしましょう。例えば、（早めの）食事にワイン1杯程度がよいでしょう。

カフェインに覚醒効果があることは多くの人が知っているとおりです。カフェインはコーヒーだけではなく、紅茶、コーラ、チョコレートにも含まれ、カフェインを除去したコーヒーにさえ少量残っていることを覚えておきましょう。カフェインをとるのは朝だけにしてください。同様に、ニコチンも刺激物です。喫煙は他にも悪い影響があり、覚醒効果もあります。

事　例

アンドレア（53歳、大腸がん）

空回りする考え

アンドレアは入国管理職員です。臨床専門看護師からの紹介で私の所へ来る6ヵ月前に、大腸がんの治療を終えていました。

彼女は治療中のどの時点よりも、今の方が消耗しているように感じる、と語りました。彼女は何とか働いているのですが、十分睡眠がとれないため、仕事の質が低下していると自分自身で感じていました。16歳の息子との関係も悪化していました。前よりも息子に対していら立ち、ふたりでよく楽しんでいたアイススケートや映画に行くことに気乗りしなくなっていました。彼女の夫は優しく接してくれますが、仕事で外国へ行っているため、滅多に家にいません。

アンドレアは眠りにつくまでに1、2時間かかります。夜中には何度か目を覚ましてしまい、緊張して体が硬くなります。朝が来ても、少しも休めた気持ちになれませんでした。

彼女は、自分が心配事のためになかなか眠りにつけないことはわかっていました。「長い1日の終わりにベッドに入ると、突き刺すような痛みや体のドクドクいう音にとても敏感になってしまいます。たぶん、ストレスだらけの1日を終えたあと、筋肉がゆるんできて、日中は忙しくて気をそらせるのが、夜になると自分の内臓に集中してしまうためだと思います。でも、どうしてもそ

→

うしてしまうのです。私の体の中はどうなっているんだろう、と不安になるのです」

彼女は眠れないことも心配していました。「床につくとすぐに、この眠れない状態がいつまで続くのだろう、と考えてしまいます。1日を振り返り、いかに私が疲れていたか、そのために仕事でミスしたのではないかと、思いをめぐらせます。それから、息子に小言ばかり言っていたのを思い出し、罪悪感にさいなまれます。せめて、2、3日でもぐっすり眠れたらいいのですが」

アンドレアのような経験は、よくあります。私は、彼女と一緒に、彼女が眠れない原因と、それを克服する方法を考えました。彼女は手はじめに睡眠日記（本書309〜10ページ参照）をつけるのがいいと考えました。日記をつけることで、自分の習慣がよく理解できました。また「緊張をほぐす時間」（本書311〜2ページ参照）が重要なのだと気づき、夕方にそれを組み込むことにしました。定期的な運動（出勤時、バスに乗らずに20分間歩くようにしました）も取り入れました。これらの方法は、すべてこの章で説明しています。簡単とは言えませんでしたが、6ヵ月後にはアンドレアの睡眠の問題はなくなっていました。彼女は「まるで違う人になったみたい。体力もつき、道理をわきまえた、そつなくこなせる人間という感じです」と語りました。

睡眠の問題にどう向き合うか

睡眠の問題に取り組む最初の一歩は、それを理解することです。そのためには、あなたの睡眠の記録をつけることです。記録をつければあなたの状態を少しずつ解きほぐしていけます。

自分の睡眠を実際に監視するのは難しく（夜、目を覚まして横になっているときも時間は過ぎていきます）、客観的な根拠なしに、改善状況を知ることも難しいものです。ですからまずやるべきことは睡眠日記をつけることです。

対処方法

睡眠日記

ベッドのそばにメモ帳を用意しましょう。毎晩、次のことをメモしてください。

・布団に入る数時間前に何をしていたか
・布団に入った時間
・電気を消した時間
・眠りについた時間※
・夜、目が覚めた回数
・目覚めた時間と布団を出て活動をはじめた時間
・昼寝の時間（昼寝の予定の有無にかかわらず）

※眠りについた時間は翌朝記録するので、正確である必要はありません。やっと眠りについたのにすぐに起きて、寝た時間を記録するようなことだけは、しないでください！

さらに次の点を睡眠日記にメモするようにしてください。

・眠れないときに頭をよぎったこと

・いやな夢

・翌日すべきことで、あなたの頭にパッと浮かんだこと

なぜこんなことをするのでしょう

睡眠日記は自分の行動や考えを解明し、それがあなたの睡眠力にどう影響しているかを理解するのに役立ちます。そして、睡眠の問題の原因を理解することにつながるのです。

アンドレアは言っています。「睡眠日記をつける前は、眠ろうとしなかったときにも、かなり長い時間ベッドで過ごしていたことに気づきませんでした。居間では息子がテレビをみていて音が気になるので、ベッドで読書するのが習慣でした。眠くもないのに、長い時間ベッドで過ごしていたのです。さらにベッドで毎晩夫に電話していたのです。これもベッドに入っても眠くならない理由のひとつだと気がつきました」

体の緊張をほぐすこと

睡眠の問題によって、あなたの体は驚くほどの緊張状態におかれます。このために寝付きが悪くなり、眠り続けられなくなります。寝返りをうち、のたうち回り、ますます緊張し、イライラします。安らいでいる状態とはとても言えません。

安眠の大きな鍵は、体をリラックスさせ、緊張をほぐす方法を

見つけることです。これをベッドに入る前、ベッドに入ってから、そして寝ることをまったく考えてない昼間にもやることです。

対処方法

ステップ1

ベッドに入る前：緊張をほぐす時間

ベッドに入る1時間ほど前に、「緊張をほぐす時間」を作ることが大切です。あなたは何をすると気持ちが高ぶるかは、すでにわかっているでしょう（たまった仕事を片付ける、台所をきれいにするなど）。ですから、この時間はそれを避けるのをルールにしてください。簡単そうに聞こえますが、実際にやってみると非常に難しいものです。このことをよく考え、習慣を変えるようにしなければなりません。

ベッドに入る1時間前には、気持ちを高ぶらせる次のような活動は避けましょう。

・仕事をする。
・面倒な会話をはじめる。
・電話に出る。
・競い合ったり暴力的なコンピューターゲームをする。
・怖いDVDやテレビ番組をみる。

代わりに、体の緊張がほぐれるようなことを考えてください。

緊張をやわらげるようなこと

・軽い内容の DVD やテレビ番組をみる。

・気持ちの安らぐ音楽を聴く。

・お風呂に入る。

・雑誌をパラパラめくる。

・温かいミルクの入った飲み物を飲む。

・足湯をする、マッサージクッションで背中をほぐす。

・以上の組み合わせや、緊張がほぐれると感じることをする。

事　例

アンドレア（53歳、大腸がん）その 2

睡眠日記

アンドレアは睡眠日記をつけることで、ベッドに入る前の数時間、「緊張をほぐす時間」をきちんと設けていなかったことに気づきました。彼女は、息子と夕食の後片付けをしたり、翌日に備えてバッグの中身や手帳を確認したりして（これは、翌日生じるプレッシャーを思い起こさせました）、むしろ活動を増やしていました。さらに夫に電話をしていました。アンドレアは夫と話すのは好きでしたが、ふたりは遠く離れているので悲しくなるのでした。またその電話で、家族、仕事、お金などの問題を話し合わなければならなかったので、たくさんの精神活動を行っていたのです。

➜

アンドレアは面談で私と話し合い、夜の過ごし方を大きく変えることにしました。彼女は非常に効果的な「緊張をほぐす時間」を作り出しました。ベッドに入る1時間前は、音楽（息子と一緒に楽しめるもの）を聴きながらソファで息子に寄り添う時間になりました。その後、アロマセラピストから奨められたオイル入りの湯船につかります。夫に電話するのは仕事を終えた直後にし、ベッドに入る前には愛を込めた一言のメールを送るだけにしました。夕食の後片付けは、食べたらすぐに終らせ、仕事用のバッグの整理は、夕食の支度前にやるようにしました。

これによってアンドレアの睡眠パターンは変化しました。特に努力しなくても寝付くことができ、たいがい、夜通し眠れるようになりました。その結果、ゆっくり休めたと感じられるようになり、物事にも対処できる、と思えるようになりました。彼女は私にこう言いました。「この変化は、私の睡眠の質を高めただけでなく、夜の時間全体の雰囲気を改善してくれました。そして常に、疲れきっていることがなくなったので、昼間もうまく過ごせています」

対処方法

ステップ２

昼間：定期的な運動

日中、定期的に運動すると、驚くほどうまく夜を過ごすことができます。

・日中の運動により、体の緊張がほぐれます。体力を使いきるので体が疲れるだけではなく、寝るとき、よりリラックスできます。
・運動はあなたの気分も改善します――体からエンドルフィン（ホルモンの一種で、気分をよくする化学物質）が放出されるため、幸せな気分になり、ストレスが軽減されます。研究では、運動は薬と同じように、軽度から中度のうつ状態を改善することが示されています。
・運動すると、日中に何かを成し遂げたという気持ちになれます。これは、あなたが何もできていない、あるいは自分はだめだと思ってしまうときに、役に立ちます。

いつ運動するのがいいか

寝る間際に、激しい運動をするのはよくありません。気持ちが高ぶったり、エネルギッシュになったりして、睡眠の妨げになります。夜、ゆっくり休むためには、午後か、遅くとも夕方早めの運動がベストです。

どれくらい運動したらいいか

がんを経験してからの自分の体が、どの程度の運動なら耐えられるかを、徐々に学ぶことが重要です。あまり早い時期にたくさん運動をすると、非常にストレスのたまる症状―うずきや痛みが出たり、ケガをすることもあります。そんなことになっては、よい睡眠は得られません。

理想的には、体力やエネルギーをゆっくりと元のレベルに戻すことです。そのためには、どんな形の運動であってもゆっくりはじめてください（必要に応じて、主治医からアドバイスを受けることをお奨めします。本書284～5ページ参照）。

一般的には、身体能力、性格、状況に応じて20分から30分の「中程度」の運動をほぼ毎日行うのがベストです。早歩きや水泳はよい運動になります。予定を組んだきちんとした運動である必要はありません。最大の効果を得るには、体が温まり、少し息がはずむくらいを目指すのがよいでしょう（息があがって苦しくならずに、会話ができる程度が望ましい）。10分間の運動を２、３回に分けて行う方が楽であれば、それでも大丈夫です。少しきつめの家事や庭仕事、２、３つ手前の停留所でバスを降りて歩く、あるいは車を洗うのもよいでしょう。

対処方法

ステップ3

ベッドで：リラックスする方法

ベッドに入ってからも、より簡単に寝付くためのリラックス法がたくさんあります。

これらの方法には練習が必要ですが、とても効果的です。ベッドに入ってから行うのがよいのは、ストレスをやわらげるためや、昼間、不安に対処するためにする場合と異なり、深く長い眠りにつくために行うからです。

いろいろなリラックス法については、本書「第8章リラックス」を参照してください。

睡眠に効くリラックス法

本書「第8章リラックス」に書かれている方法は、睡眠問題への対処にも役に立ちます。

ただ、睡眠の場合は、まず、「筋弛緩法」（力を入れてからゆるめる方法）（本書341～45ページ参照）を、できれば「視覚化法」（本書347～53ページ参照）と組み合わせてはじめてください。暗くした部屋のベッドで早く寝付くために「筋弛緩法」をやるのは、ある意味、実に贅沢です（通常リラックス法をやる場合、終えてからも起きている必要があります）。この「筋弛緩法」が終わっても寝付けていなければ、「視覚化法」を加えてください。その後まだ目が覚めていたとしても、たいてい、そのまま眠れます。

あなたが眠れないことで苦しんでいるなら、これは喜ぶべき大きな改善でしょう。

秘訣▶

やり方にこだわり過ぎない

「筋弛緩法」が「正しく」できていないのでは、と気にする人もいますが、**正しいやり方があるわけではありません。**心理学者やリラックス専門のセラピストも、それぞれ独自の教え方をします。学ぼうとする人たちも各自の必要に応じて、それを応用すればよいのです。やり方については本書341～45ページを参照してください。ただし「正しいやり方」にこだわり過ぎないでください。

睡眠と関連付ける：ベッドは何のためにあるのでしょう

睡眠に何の問題もない人は、睡眠とベッドとを関連付けていますが、問題のある人はベッドを寝ること以外のいろいろな活動と関連付けています――テレビをみたり、仕事をしたり、飲んだり、食べたり、セックスをしたり、目覚めたままいろいろな心配事をしたり、といったものです。

がんを経験した人にとって、これらの活動は睡眠の妨げになります。あなたは、ベッドを病気と結びつけているかもしれません――吐き気、嘔吐、痛み、恐れなどの不快な記憶がそうです。

ベッドは、あなたが不安になったり、イライラしたり、孤独を感じたり、怖さを感じたりする場所になっているかもしれません。これを変えるのは簡単です。自分の体を再訓練し、**ベッドと睡眠とを関連付けさせればよい**だけです。どうやって？　とても簡単です。起きたままベッドで過ごす時間を減らせばよいのです。

ベッドから出ましょう！

ベッドはふたつ、たったふたつのことだけに使うべきです——睡眠とセックスです（セックスはその後の睡眠を促すので、ベッドで許される唯一の活動です）。

睡眠日記は、普段あなたがベッドをどう使っているかを示す手がかりになるでしょう。自分が思ったより、ベッドの上に座っている、横になっているなど、眠る以外のことをいろいろしているのがわかったのではないでしょうか。

多くの人が、ベッドを騒がしい家の中の静かな避難所であると考えています。静かに本を読んだり、仕事をしたり、考え事をしたり、避難するためにベッドに潜り込むのです。そうすると、ベッドはこれらの活動と結びついてしまいます。

ベッドで紅茶を飲んだり、朝食をとったりすることは、とても素晴らしい贈り物です——睡眠に何の問題もなければ、すてきなことですし、たまにならよいご褒美にもなります。しかし、睡眠に問題があるのにベッドで日常的に飲食していると、不思議なことに、ベッドは眠りではなく消化と関連付けられてしまうのです。

同じように、寝室にテレビが置いてあり、ベッドで寝そべってテレビをみたり、読書したり、書類を読んだり、電話をしているのならば、アドバイスは簡単です。すぐにやめましょう。

寝室から出て行く必要はありません。ただ、ベッドから出ればよいのです。

秘訣▶

心を落ち着かせるための椅子

テレビや本棚の配置を変えたり静かに過ごす時間を調整したりするよりも、椅子かソファ（置き場所があれば）をベッドの脇に置き、そこでくつろげるかを試してみましょう。そして、暖かく着心地のよいガウンか毛布にくるまって座り、テレビをみたり、本を読んだり、静かに会話をしてみましょう。

眠れそうだと思ったときだけベッドに入ってください。

事　例

ハジマ（39歳、膀胱がん）

ベッドはひとつ（まあ、ふたつでもいいでしょう）のことだけに使ってください。

ハジマはなかなか寝付けない、という大きな悩みを抱えていました。朝の3時か4時まで心配事で眠れないこともありました。小さな子どもがふたりいるので睡眠不足だと昼間を乗りきれない、と言っていました。彼女は、緊張し、疲れきっていました。

→

睡眠日記をつけてみてわかったのは、ハジマは読書、仕事、電話、家計管理など、睡眠以外のあらゆることをベッドの中でやっていたことです。

ハジマは小さな部屋に大きなベッドを置いていました。そこが子ども、テレビ、犬、騒音、そして家の雑事から逃れられる唯一の場所だったのです。この部屋にはくつろぐのに快適なひじ掛け椅子を置く場所がなかったので、娘からビーズクッションを借りることにしました。そしてそれをベッドの横に置いてみたところ、驚くほど快適に過ごせました。子どもたちが夫と一緒にいたり、寝たりしている間は、彼女はこのビーズクッションにもたれて本を読んだりしました。このような調整をし、「緊張をほぐす時間」（活動しない！）を設けることで、寝付く方法を改めて身につけることができました。

ここで注意しておきたいのは、眠ること（そしてセックス）以外に寝室を使わないことを奨める臨床心理士も中にはいますが、私の経験ではベッドに入るときまで寝室に行かないようにする必要はないと思います。ハジマのような多くの人にとって、寝室は心地よく、くつろげる場所です――大忙しの家の生活の中でホッとできるたったひとつの場所かもしれないからです。

ベットに横になったまま、思い悩まないで！

これは、言うは易し行うは難しです。もう一度言いますが、ベッドを心配事や目覚めて横になっていることと関連付けないことが肝心です。そこで、ベッドで起きている時間を限定する必要があります。

睡眠の問題はいろいろな心配事につながります――「今晩、すぐに眠れるだろうか」からはじまって「全然眠れない。明日一日が台無しになってしまう。これは悪夢だ」といったまずい方向への悪循環に陥ります。

これに加え、がんに対するさまざまな不安も抱えているため、心配事で眠れないまま横になっていたとしても、何の不思議もありません。事実、心配事がたくさんあるために、床に入るとすぐに、不安が引き起こされるのかもしれません。

ここで大事なのは、眠れない状態が15〜20分続いたら、一度ベッドから出る、ということです。

そのときはつらくても、長期的に見ると大事なことです。

暖かく心地よい場所から自分を引っ張り出すことは――眠れさえすればよいのですが――間違っている、と思うかもしれません。しかし、眠っていないのであれば、ベッドから出ることが非常に重要なのです。

ただし、飛び起きて、その日にできなかった仕事や明日の仕事の準備はしないでください。それよりも、いったんベッドから出たら、もっとも効果的な「緊張をほぐす時間」を作ることを目指しましょう。

・暖かい場所を見つけてください――ベッドに戻れそうだ、と感じるまで、部屋を薄暗くし、ビーズクッション、ひじ掛け椅子などに、静かに座りましょう。これが理想です。

・**何か心の落ち着くことをしましょう**：ただ静かに座っているだけではだめなら、雑誌をパラパラめくったり、音楽を聴いたり(ヘッドフォンが手元にあれば便利です)、リラックス法をやるのもよいでしょう。

・**準備を整えておきましょう**：もし寝汗をかいたり、ひどいほてりを感じるのであれば、涼しくなるために必要な物を「心地よい椅子」の横に準備しておきましょう——氷水や濡れタオル、小さな扇風機などです。大きな扇風機を一晩つけっぱなしにしてもいいかもしれません。そして、部屋を涼しく換気できるようにしてください。パジャマやシーツを夜中に替える必要があるようなら、替えを用意しておきましょう。そうすれば夜中にタンスをかき回す必要がなくなります。アリス（54歳、乳がん）は、ほぼ毎晩パジャマとシーツを替えなければならず、そのせいでパートナーを起こしてしまうことがありました。アリスはどれくらいの汗ならがまんできるかを考え、パジャマを替えるだけですむときもあると気づきました——シーツまで替えることはなかったのです。ダブルベッドに２枚のシングル用のシーツを敷くことも思いつきました。そして、シーツを替える必要がありそうなときはベッドの横にそれを置いておくことにしました。そうすることで、前ほど労力がかからなくなりました。

秘訣▶

ベッドに入っていないときには眠らないようにしましょう。座り心地のよい椅子、ソファ、ビーズクッションなどを眠る場所と結びつけないようにしましょう。眠くなったらベッドに戻りましょう。そしてこれを繰り返しましょう。

対処方法

不安と睡眠

あなたの心は睡眠のことに捉われています。不安は循環し、さらにこの問題を悪化させます。寝ていないことの影響を心配するだけでなく、夜になると、がんについての不安やその他のストレスが、押し寄せてきます。もしあなたがこの状態にあるのなら、必要なのは不安が睡眠リズムを妨げないようにする心のコントロール法です。

ステップ1：思考は事実ではありません

まずは、何かを考えただけで実際にそれが起きることはありません。それを思い出して下さい（本書30～31ページ参照）。そして、思考は事実ではないことも思い出してください。自分の思考の悪循環に陥らずに、次に挙げる睡眠についての事実を思い出しましょう。

睡眠についての重要な事実

睡眠の研究では、次のようなことがわかっています：

・失った睡眠のすべてを取り戻す必要はありません。

・思ったより少ない睡眠時間でも、ちゃんと機能します。

・一晩に一度や二度、目が覚めるのは、正常です。

・疲労を回復させる一番深い眠りは、睡眠サイクルの最初の2時間から4時間です。

ステップ2：考え方をコントロールする（再び「ピンクの象」の登場です）

何かについて考えないようにすると、かえってその何かを考えてしまいがちだということは、すでにあなたもおわかりのとおりです。「ピンクの象」（本書48ページ参照）についてお話ししたことを覚えていますか？　夜、「心配はいらない、それについては考えないようにしよう」、と自分に言い聞かせても、あまり効果はありません。

代わりに、次の方法を試しましょう。

(i)考える時間

夜、あなたを悩ませる思いがどんなものかがわかっている場合は、「緊張をほぐす時間」に入るちょっと前に、考える時間（最長20分）を設けましょう。例えば、その日あったことを考え、次の日のことで気をもむ傾向があるなら、その日を振り返って簡単なまとめを書いてみましょう。そして、翌日の計画を立てましょう。こうすることで、夜、あなたの頭を、ある思いがかけめぐったとき、それを追い払ったり無視したり（無理でしょうが）しなくてすむのです。そして、それについてはもうすでに考えてあるからいいのだ、と落ち着いていられます。もうそのことを考える必要はないのです。

カラム（51歳、腎臓がん）はこう言います。「これはとてもよい戦略でした。私は気がつけばその過ぎた日を振り返り、次の日やるべきことのリストを頭の中で作っていました。しかしそれを紙に書くと、落ち着いた気分になりました。このリストに書いたことは忘れない、と自信がもて、気持ちが穏やかになり、安心して眠ることができました」

(ii)不快な思考を書き留める

夜、何かをしつこく思い出し、いやな気持ちになったら、それを書くと、よい方向に向かいます。睡眠日記（本書309〜10ページ参照）をつけるためにベッドの横にノートを置いていますね。それを使って、あなたを悩ませ続ける思いを書き留めてください。うっとうしい思いは繰り返しやってくるものです。それは、ある意味、あなたの脳がその思考にしがみつこうとするからです。

あなたは、寝たらそれを忘れるのではないかと心配しているのです。しかし、それを書き留めた、と脳が認識すれば、繰り返しボタンをオフにすることができます。その夜のうっとうしい思考は、それで閉じられるのです。

ⅲ眠らないようにしようと自分に言い聞かせる

逆に聞こえるかもしれませんが、この方法でうまくいく人もいます。眠らないといけない、というのと反対のプレッシャーを自分にかけるのです。とりあえず試してみる価値はあります。

ステップ3：睡眠の習慣を変える

昼寝をする

研究では、日中の短い昼寝（10分から長くて20分）は、夜の睡眠を妨げずに心を活性化するという明確な根拠があります。ただし、「短い」ことが鍵です。20分以上眠ると、夜、眠りにくくなります。それはあなたが一番避けたいことでしょう。

昼寝が必要だと感じるのなら、目覚ましを15分か20分後にセットしてください。あるいは、誰かに起こしてもらうよう頼んでおきましょう（ただし、頼りになる人に！）。あと「2～3分」長く眠りたいという誘惑に負けてはいけません。もし20分の昼寝時間が守れないなら、しない方がましです。

決まった時間にベッドに入る

なかなか寝付けないと感じる場合は、本当に眠くなるまで起きていた方がよい、と考える人がいます。たまに、どうしても寝られないのなら、これは賢明な方法です。しかしいつも寝付けないと感じ、不眠が習慣となっているなら、このやり方ではうまくいきません。この場合に必要なのは、毎晩決まった時間にベッドに入ることです。

あなたがよく眠れていたとき（そういうときがあったとすれば、ですが）のことを思い出してください。その頃、何時頃ベッドに入っていましたか？　もし今と大きく違うなら、その中間で妥協してください。そして、この時間を守るようにしましょう。疲れていても、これより早くベッドに入らないようにしましょう。逆に目が冴えていても、この時間を過ぎないようにしましょう。これがよい習慣をつけるための体と心の訓練になります。何より、寝る時間を守ることで、自分がどれほど疲れているか、あるいは疲れていないかについて、考え過ぎることを防げます。毎晩、何時にベッドに入ろうかと、悩む必要がなくなります。

決まった時間に起きる

同じことが、朝についても言えます――たとえ夜に何が起きようとも、決まった時間に起きましょう。夜、よく眠れなかったなら、少し長めに横になっている方が、よいように思うかもしれません。しかしこれは違います。逆にあなたの睡眠の習慣をゆがめてしまいます。その結果、また夜眠ることが難しくなります。あなたに適した起床時間を決めましょう（何時にするかは、朝に何をしなければならないか、がんの影響で睡眠に問題が出る前までは、だいたい何時に眠りについて何時に目覚めていたか、何時にベッドに入っていたか、何時間の睡眠が必要と考えるか、などによります。本書304ページ参照）。

起きる時間を決めたら、平日も週末もこの時間を守ってください。目覚ましをかけるか、信用できる人（できればあなたがやっと眠りについたところであっても、あなたをベッドから引きずり出せる、気の弱くないタイプで力がある人）に頼ってください。これもまたつらいことですが、よい睡眠習慣を作るためには大切なことです。いったん睡眠問題が解決すれば、たまには時間を守らずに横になっていてもかまいませんが、それまではだめです。

薬（「睡眠薬」）

睡眠薬は、時々使用するには役に立ちますが、よい睡眠習慣を取り戻そうとしているときにはよくありません。数週間以上用いると依存症になる人もいます。がんの治療中は、適切な対応として睡眠薬が処方され、それが役立ったことでしょう。しかし長期にわたって睡眠薬を飲むと「不眠症のリバウンド」を引き起こし、それがないと眠れなくなることもあります。

もしあなたの睡眠問題が、痛み、寝汗、リンパ浮腫や吐き気などの身体的症状から生じているのであれば、医師に相談するとよいでしょう。これらの症状を医学的にコントロールし改善できるかもしれません。身体的な症状にうまく対処できても、よき睡眠の習慣を取り戻すには時間がかかりますが、この章で述べた方法は、役立つはずです。

知識は力なり

睡眠についての基礎的なこと——睡眠の必要性、睡眠の事実、睡眠の神話など——を理解したらもう半分以上克服したようなものです。試せるテクニックをいくつか身につけていれば、睡眠問題が今までとはまったく異なって感じられるでしょう。夜なかなか寝付けないとき、あるいは数え切れないほど何度も目を覚ますようなとき、どうすればよいかわかるでしょう。あなたは冷静で(たとえ寝汗をかいていても)、穏やかで、落ち着いた状態でいられます。自信を取り戻し、やっかいな思いを取り除き、ベッドから離れ、体勢を立て直してやり直してください。

メイリン（72歳、子宮体がん）は言います。「夜ベッドから出るのはいやでしたが、やってみるととても役立つことがわかって驚きました。ベッドでただ横になって、眠りに落ちるのを待たずに、眠るために積極的に何かをやっているという気になったのです」

こうした変化はゆっくりやってきますし、はじめは、とても難しく、面倒に感じるかもしれません。深く染みついた習慣を変え、難しいことに取り組むのは、簡単ではありません。

しかし、自分には改善に向けてのプランがあり、それに従っている、ということを思い出せば、つらい夜を乗りきることができます。

メイリンは続けます。「完璧に眠れているわけではありません。今の私は、がんになる前の私とは同じではありません。以前はいつでもどこでも、あっという間に眠ることができました。それでも、だいぶよくなってきたことも確かです。眠れないときもうまく対処できています。そして大体は、十分に眠れています。結局肝心なのはこれですから」

家族、友人、ケアをする人へ：睡眠に問題を抱えている人をどう支えるか

睡眠に問題を抱えている人を助けるのは、とても難しいことです。睡眠はプライベートで個人的な活動ですから、あなたは他人の眠りをコントロールすることはできません。しかし、あなたのパートナーががんを経験した場合、その人の睡眠の問題はあなたにも大きな影響を与えます。よい点は、あなた方の状況を改善するために、あなたにもできることがたくさんあることです。

・**睡眠に関する事実を学びましょう**（本書302～4ページ参照）：あなたにとっても、パートナーにとっても、眠れないことは、思ったほど、害をおよぼすわけではないことを信じましょう。それが不安の軽減につながるでしょう。

・**この章に書かれている方法を読みましょう**：あなたのパートナーが使おうとしている方法について話し合い、その努力を支えましょう。例えば、パートナーが20分以上ベッドで眠れなければ起きる、ということに決めたなら、ベッドから出たからといって騒ぎ立てないようにしましょう――あるいはベッドに戻るように言わないようにしましょう。

・**夜の会話を最小限にしましょう**。午前２時にふたりとも目が覚めていたとしても、大事な会話はしないようにしましょう――相手が大丈夫か、何か助けが必要かどうかを、たずねる程度にとどめましょう。

・**夜、「緊張をほぐす時間」を設けるように仕向けましょう**（本書311～２ページ参照）：この時間を尊重することをルールにしま

しょう。「緊張をほぐす時間」には、邪魔したり、気を散らすようなことをしないようにしましょう――これは健康的な睡眠の習慣をつけるために、大切なことです。

・**寝る環境などを一時的に変えることに備えましょう**：耳栓を用意したり、シーツや毛布、あるいは部屋の温度を変えたり、場合によっては相手がよい睡眠習慣を取り戻すまで、ベッドや、寝室を別にすることも考える必要があるかもしれません。

別の部屋で寝ることについて：5つの重要なポイント

もしふたりの意見が、少しの間、別の部屋で眠るのが一番現実的、ということで一致したら、次のことを念頭におきましょう。

1. **ふたりとも、それを望んでいることを確認する**：あなた方は今までずっとカップルとしていろいろなことを乗り越えてきたことでしょう。寝室を別々にすることは、（一時的であっても）複雑な感情をともなうものかもしれません。
2. **あなたの方が部屋を移りましょう**：残念ながら部屋を変えるのはあなたです。なぜなら、パートナーは、いつもの寝室のそのベッドで眠れるようにするために、心や体の再訓練をしなければならないからです。パートナーが居間のソファベッドで眠ることを覚えてしまうことは、あなたにとっても、パートナーにとっても長期的にみてよくありません。
3. **夕方にふたりの時間を作りましょう**：もし眠る前におしゃべりしたり、寄り添ったりするのが普通なら、これは続けましょう。ただし、少し早めの時間に、ベッド以外の場所で行いましょう。寝室を別にすると互いに離ればなれになったような気持ちになるので、コミュニケーションを保ち、お互いに触れあうことが大切です。

4. **どれくらいの期間別々に寝るかを決めましょう**（おそらく2、3週間くらい)。パートナーが夜中に目を覚ますようなことがあっても、2、3週間経ったら、元のベッドに戻りましょう。その後、またふたりの意見が一致したら、ベッドを別にしましょう。少し時間がかかるかもしれませんが、身体的にも感情的にも距離を置いた関係になるよりは、眠れない状態がある方がいいのです。

5. **毎日の運動を、パートナーが続けられるように支えましょう。** そして、夕方のリラクセーションの時間を作りましょう。このふたつは夜の睡眠に大きな影響を与えます。パートナーが運動やリラックス法の練習をするとき、あなたも一緒にできれば、そして、あなたも疲れてイライラしているなら、これはふたりにとってとてもよいことです。

第8章

リラックス

“ホットフラッシュ（ほてり）には、本当に悩まされました。それこそ、みじめに感じる原因でした。でも、それを緩和できる簡単な視覚化という方法を習ってからは、また自分で自分をコントロールできると感じるようになりました。もちろんここまで来るには、何度も練習しましたし、最初はなかなかうまくできませんでしたが、今では自然にできるようになりました。今もほてりを感じることがありますが、前みたいにそれで困ることはありません。対処できるとわかっていますから”

リンダ、60歳、乳がん

リラックスして、と言われても……

「リラックスして」という、たった7文字の言葉。これほど緊張の原因になる言葉は、他にはないかもしれません。

がんの治療中、何度もあなたは「リラックスして」と言われてきたことでしょう。不快な治療の前などに言われたのではないでしょうか。闘争—逃走（戦うか逃げるか）反応がすでに出ているときに、「リラックスして」と言われても意味はありません。実は、この言葉はほぼ確実にストレスのレベルを急上昇させます。

もし「リラックスして」という言葉が禁止されたら、不快な治療もずっとスムーズにいくでしょう。医療にかかわる人たちは、「リラックスして！」と厳しく言うのではなく、もっと役に立つ言葉を言うように教育されるべきです。

4まで数えながら鼻から息を吸い込み、息を止めて3まで数え、6か7まで数えながら口から息を吐き出しましょう。

これが、実際に取り組むことのできる具体的なリラックス法です。体と心をめぐる緊張感に対処できる実践的で簡単な方法です。

恐怖感、不安、怒り、ストレス、そしてこの本で取り上げたその他の不快な感情に対処するには、緊張をやわらげ落ち着きを取り戻す簡単な方法が必要です。「リラックスして！」ではだめなのです。

つまり、さまざまな困難や感情に対処する秘訣は、リラックスできるシンプルで効果的なテクニックを身につけることです。この章で取り上げるリラックス法を学び練習すれば、ずっとスムーズに普通の生活に戻れるようになります。これは、がんを経験した人に必要なテクニックの中でも、きわめて重要なものです。

くつろぐ方法

もしかしたらあなたは、「くつろぎ方ならわかってるよ。自己流の方法があるんだ」と考えているかもしれません。そうだとしたら、それは素晴らしいことです。誰もあなたに効くくつろぎ方をやめさせようとは思っていません。

あなたが使っている方法には、以下のようなものがあるかもしれません：

・お風呂にゆっくりとつかる
・公園を散歩する
・本や雑誌を読む
・癒し系の音楽を聴く
・お祈りをする
・アロマセラピー
・マッサージ
・瞑想
・サッカーをする
・ワインやココアを飲む
・鯨の声など、自然音の CD を聴く
・友人とおしゃべりする

これらの方法はもちろん効果的です。ただひとつ問題があります。緊張をほぐす必要のある肝心なときに、必ず使えるとは限らない、ということです。

ですから、緊張が高まった時にすぐ使える簡単なくつろぎ方を身につけておくことが重要なのです。

どんなにバランスの取れた冷静でまともな人でも、ストレスが高まったときに「リラックス」しようとしても、くつろぎ方を身につけていなければ、ほぼ不可能でしょう。

リラックスすることは、技術です。編み物や数独（ナンバープレース）や自転車に乗るのと同じように、やり方は学習できます。他の技術と同じで、身につけるにはある程度の時間と練習が必要です。でも、身につけば、あなたのものとなります。

秘訣▶

続けること

こういう技術を身につけるのは難しそうだ、と最初に感じても諦めないことです。多くの人が、はじめは難しいと感じるものです。もし緊張状態にあるなら（あなたが経験してきたことを考えれば、その可能性が高いでしょう）、リラックス法を身につけるまでやや時間がかかるし、ちょっと難しくなります。でも、諦めてはいけません。努力し続ければ、気分がよくなり、状況に対処し、驚くほど効果的に生活の質を高められる技術が身についた、と思えるときがきます。

現実チェック

リラックス法を身につけることは、禅の教えのような落ち着きを、即座に得ることではありません。

どれほどリラックス法に卓越しても、人生ではさまざまな困難に直面します。間違ったことを言ったり、失敗したり、緊張したり、動揺したり、極限状況にあるときは、取り乱すこともあるかもしれません。でもリラックス法を身につければ、身につける以前よりも、うまく対処し、より早く体勢を立て直し、より確実に自分をコントロールできていることを実感できます。

リラックス法を知っていると、こんなにいいことがあります

リラックスする技術によって、ストレス状態のときに集中力を保てるだけでなく、普段も上手に対処できるようになります。ストレス状態の後、きちんとくつろげるようになるからです。

まず、ストレスになる場面では、次のように考えられるようになります。

・自分は本来、この状況への対処方法を知っていることを思い出せる。
・「戦うか逃げるか」の最悪の反応が起きるのを防げる。
・自分のことに対して、自分でコントロールできるという感覚が保てる。

次に、ストレスにさらされた後は、以下のようなことに役立ちます。

・身体的にも精神的にも、よりくつろげる。
・より深く落ち着ける。
・よく眠れるようになる。
・コミュニケーションがうまく取れる。
・起こったことへの対応がうまくなる。

あなたのリラックス法

毎日、以下の基本的なリラックス法を使いましょう。これらの方法を身につけ、使い方を練習し、問題が起きたときの対処方法がどう違ってくるかを実際に体験してみてください。

リラックス法　その1：「ゆっくり呼吸」

・**一般的に信じられていること**：リラックスするには、薄暗い部屋で横になり、無人島でのんびりしているところを想像する。
・**事実**：暗くした部屋で横になり、穏やかな風景を思い浮かべるのはリラックス法としては、とてもよいものです。しかし、大きなストレスがかかっていながら、普段の状態でいようと必死に落ち着こうとしているときには、役に立ちません。

治療後の経過観察の検査に病院に行ったり、がんに関するよくない記事を読んだり、CT や血液検査などのときには、いつでもどこでも手早く使えるテクニックが必要です。人は緊張すると呼吸が速くなります（本書58ページ参照）。早く効果的に自分を落ち着かせる方法は、呼吸をゆっくりすることです。

「ゆっくり呼吸」のやり方

これは、特に難しいことではありません。基本的には、とにかく吸い込む時間よりも吐く時間を長くすることです。

1. 4まで数えながら、**鼻から**息をゆっくり吸い込みます。息を止めて3まで数えます。7くらいまで数えながら、**口から**ゆっくり息を吐き出します。
2. いくつまで数えたのかを忘れてしまうかもしれませんが、それでも大丈夫です。鼻から息を吸い、しばらく息を止め、吸ったときの2倍くらいの時間をかけて、口から息を吐き出す、ということだけ覚えておけばよいのです。
3. 息を吐き出すとき、体の力を抜いて緊張をゆるめ、だらっとしましょう。
4. 上記の呼吸方法を数分間続けたら、いつもの呼吸のペースに戻しましょう。「ゆっくり呼吸」は、こんなに簡単なのです。

「ゆっくり呼吸」をいつ使うか

この呼吸法は、ストレスが非常に高まる場面、例えば、再検査で病院に行くときなどにとても役に立ちます。経過観察の検査のときには、自分の状況をきちんと説明し、医師から言われたことをしっかり聞き、それを記憶しておかなければなりません。不安におびえている余裕はありません。また、複雑なリラックス法を行う余裕もありません。「ゆっくり呼吸」はシンプルですぐできるので、理想的な方法です。この方法を身につければ、自分の体と心をコントロールすることができ、本当に重要なことに集中できます。

「ゆっくり呼吸」：更に深くリラックスするための追加版

もし、普段よりも少しリラックス法に集中できる状況なら（例えば、主治医に会う前に待合室にいるとき）、より深くリラックスするための「追加」がいくつかあります。

・**体に目をむける**：息を吸い込むと共に、肩が上がることを意識してください。息を吐き出すと共に、肩が下がることを意識してください。

・**力を抜く**：自然に肩まわりの筋肉がほぐれるのを意識してください。息を吐くと共に、リラックスした感じが腕から上半身へ、そして足へ流れるのを想像してください。

・**自分に話しかける（心の中で）**：息を吐き出すときに、「穏やか」、「静か」、「やわらぐ」、「暖かい」、「重たい」などと言ってみましょう。これらの感覚が体の中をめぐるのを想像してみましょう。または、緊張に対処するときに使う言葉や、「大丈夫」、「私は集中している」、「このまま落ち着いて」、「ゆっくり」、「くつろぐ」などの言葉を自分に対してかけてみましょう。

・**「今、ここ」に集中する**：ストレスにさらされた状況で、不安な気持ちを追い出すのは、とても難しいことです。心に迫る不安に対抗して、自分の周囲の細々としたものに集中することは、よい対策になります。部屋の小さな部分に集中してみてください：壁のしみ、床の模様などです。細部まで観察してください：色、形、質感などです。あなたの心は揺れ動きそこから離れてしまうかもしれません。そうなっても自分をとがめず、再び集中していた部分に戻るようにします。

リラックス法　その２：筋弛緩法（体に力を入れてからゆるめる方法）

これは、より深い部分に届く身体的なリラックス法で、筋肉を緊張させてから、ゆるめることで、筋肉を驚くほどリラックスした状態に導きます。

今すぐこれをやってみてください。まず強くこぶしを握り５秒から10秒間そのままの状態を維持し、その後、力を抜きます。緊張した筋肉とゆるめた筋肉には大きな違いがあることに気づくでしょう。ゆるめたときは、リラックスしているときなのです。

どのようにやるか

やり方にあまりこだわらないようにしてください。近道はありません。**少しでも痛みを感じたら、その部分の筋肉を使わないようにしてください。筋弛緩法は**、緊張がどのようなものかを知るためのもので、痛みを感じるためにやるものではありません。

自分流のやり方で筋肉のいろいろな部分を緊張させ、ゆるめてみてください。しかし、一定の流れが必要なら、以下のやり方を試してください。

１. 座る、寝そべるなど、どんな姿勢でもよいので、**自分が気持**

ちよく感じる体勢になります。立ったままでもやれますが、この方法を体得してからの方がよいでしょう。

2．握りこぶし：２〜３秒間こぶしを握ります。手やひじから下の部分が緊張します。力を抜き、リラックス感が流れてくるのを感じます。

3．ひじ：両ひじを体の側に寄せ、肩を耳に向かって持ち上げると、上腕、肩、背中の上部が緊張します。２〜３秒間維持し、筋肉をゆるめます。緊張感が消え、リラックス感が流れてくるのを感じます。

4．あご：あごを胸に引き寄せ、歯を噛《か》み締《し》め、顔をしかめ、首と顔の筋肉を緊張させます。筋肉がどんな状態で、どっちに引っ張られているか、どれほど硬く緊張しているかに意識を向けます。力を抜くと、筋肉がゆるんでほぐれ、柔らかくしなやかになるのを感じます。

5．お腹：お腹の筋肉を緊張させるには、お腹を引っ込めるか、逆につき出して、しばらくそのままの状態を保ちます。筋肉が硬く緊張し、その状態を維持するために筋肉が作用していることを感じます。力を抜き、リラックスした感覚、ホッとした感覚が流れるのを感じます。

6．お尻：お尻に力を入れそのままの状態を維持します。筋肉が硬直しているところを想像します。力を抜くと、筋肉が柔らかくほぐれるのを感じます。

7．太もも：左足、右足と、片足ずつ行います。片足を（椅子・ベッド・床から）上げ、そのまま２、３秒間維持します。筋肉が硬くなるのを感じます。場合によっては足が少し震えるかもしれません。足を戻して、緊張感が消えてホッとするリラックス感が広がるのを感じます。次にもう一方の足で同じことを繰り返します。

8．すね：こちらは両足一緒にやってかまいません。つま先を自分の方向に向けると、すねの後ろが伸びるのが感じられます。すねから下の部分が伸びるのを感じてください。その部分がゴムであると想像し、足を戻すと緊張感が消えると共にリラックス感が広がるのを感じます。

体に温かで、重たい、ほぐれた感覚が広がるのをしばらく味わってください。最後に残る緊張感を呼吸と共に吐き出してください。

筋弛緩法のレベルアップ

筋弛緩法を定期的に練習し出して1ヵ月ほど経ったら、体の部位ごとではなく、いくつかを同時にやってみてください。体を上・中・下部分というように領域に分けてみてはどうでしょう。まず体の上部分を行います（上記リストの2、3、4を同時に行う）。次に体の中部分を行います（リストの5、6）。最後に下部分（リストの7、8）を行います。

自信がついてきたら筋弛緩法を徐々に自分の必要に合わせて行いましょう。ゆっくり時間をかけ、体がいかにリラックスしているかを味わったり、いつどこでもできるように全身を一度に行う筋弛緩法を試してみる、などです。両方を状況に応じて使い分けるのもよいでしょう。

秘訣▶

全部やらなくても OK

もし体のどこかに不安な部分や集中したくない部分があれば、この練習から外してもかまいません。もっと自信が出てから、その部分の練習を組み込めばよいでしょう。それでも、組み込みたくなければ、それはそれでかまいません。

いつ筋弛緩法を使うか

基本的にはいつでもやりたいとき、必要なときにやればよいのです。このリラックス法に「正しい」やり方はありません。指示通りにしなくても、何の副作用もありませんし、やってはいけないときもありません。ですから、いろいろな場面でやってみて、どんな感じがするか試してみましょう。以下は、このリラックス法をはじめるにあたっての、ちょっとした提案です。

1. **夜、寝る前に行う**：寝る前にこのリラックス法を用いるのは、日中、蓄積した身体の緊張をほぐすのにとてもよいでしょう。「緊張をほぐす時間」にやってみてください（本書311～2ページ参照）。
2. **朝一番に行う**：朝まずこのリラックス法を行うと、体がリラックスし、精神的に穏やかな1日を過ごすことにつながります。前の晩、十分眠れなかったときに、特に役に立ちます。
3. **ストレスのかかった状況の後に行う**：例えば、病院に行った後、就職面接の後、気を使う会話の後、銀行の口座残高を見た後、などにほんの２、３分でよいので（本当は10分くらいがいいのですが)、筋弛緩法を行いましょう。筋肉の緊張がほぐれ、気持ちが落ち着き、次に何をするかが決めやすくなります。

4．**ストレスがあるときに行う：**ストレスを感じている最中にこのリラックス法を用いるには多少の訓練が必要ですが（このリラックス法のすべてをゆっくり行うのは無理でしょうから)、こんな状況でも部分的に筋弛緩法ができれば便利です。例えば、渋滞に巻き込まれたときは、ハンドルを堅く握り、肩を上に持ち上げ、歯を食いしばり、その後、力を抜いてみましょう。病院の検査で待合室にいるときは、お尻に力を入れ、お腹を引っ込め、太ももを緊張させ、しばらくしてから力を一気に抜いてみましょう。

5．**寝付きをよくするために：**これは、「緊張をほぐす時間」に行う筋弛緩法とは少し違います。そのときは、お風呂やひじ掛け椅子、ソファで行います。日中蓄積した緊張と硬くなった筋肉をほぐし、自分自身に「静かな時間」を与えるためのものです。しかし、眠りにつくためのものは、ベッドの中で行います。「ゆっくり呼吸」や視覚化（本書347〜53ページ参照）などの他のリラックス法を加えてもよいでしょう。

事　例

ハロルド（72歳、前立腺がん）

ハロルドは、自分のがんの経験を完全に過去のものにしようとしていました。そのことについて話すことを嫌い、日中は仕事に没頭することで、ほぼそれを忘れることができました。しかし、夜、眠ることができませんでした。

眠れなかったのは、いろいろな考えがかけめぐることや、不安からではありませんでした。ただ、非常に緊張していたのです――彼はこれを「疲れすぎ」と表現していました。ハロルドは動くことに問題があったので、眠れないまま横になっているより起きた方がいい、という私の提案を実行に移せませんでした。しかし、筋弛緩法はハロルドに素晴らしい効果をもたらしました。彼は、自分の体を自分でしっかりコントロールできる、という感覚を味わえました。毎晩この方法を使い、習熟したため、全身を一度に緊張させて脱力する方法もできるようになりました。ハロルドは全身を一度にゆるめる感覚がとても気に入っていました。これをやった後は、眠りにつきやすくなり、すぐに眠れないときでも、いらつかず、ずっとリラックスした状態でいられました。その結果、気持ちよく朝を迎えられるようになりました。

彼は、「この方法のシンプルなところが気に入った」と私に話してくれました。「考えなくてすむし、やった後すごくホッとするから、たとえ眠れなくてもずっと穏やかでいられる。すっかり

→

気に入ったので、日中でも使っています。実は先週、郵便局から年金をおろすのに手間取ったけれど、興奮する代わりに全身の筋弛緩法をやり、また窓口に戻ってうまく処理したよ」

秘訣▶

睡眠に問題がある人のための筋弛緩法

筋弛緩法をやった後もまだ寝付けないようなら、重たい感覚、リラックスした感覚に意識を向けてください。枕と布団に自分の体が沈む感覚を味わってください。そこに視覚化法を追加してもOKです。視覚化では、眠ることに焦点を当てましょう。南国のビーチで、パラソルの下で寝転がっているところ、大きなベッドのふかふかの羽布団の中で丸まっているところ、などです。前もって眠るところのイメージを決めておくと便利です。自分が映画監督になったつもりで準備しましょう。計画と台本がなければ、映画の撮影はできません。眠りの視覚化も同じことです。気分が穏やかになれる自分の映画を監督してください。

リラックス法　その3：視覚化法

これは心をリラックスさせる方法で、体は使いません。「リラックス法」と言ったときに通常、人々が思い浮かべる典型的な方法です。なぜなら、この方法は心の中で、あなたの夢見る無人島（または、他のすてきな場所）へ連れて行ってくれるからです。

視覚化法をいつ使うか

視覚化法は、体を使う他のリラックス法と組み合わせて用いることができます。「ゆっくり呼吸」や、筋弛緩法をやった後で、視覚化法を行うとさらに心が穏やかになります。何かを待つ間や、緊張を感じているときに視覚化法ならやれますし、ストレスのかかった状況の後、家に帰ってからもやれます。練習して（1、2週間ほぼ毎日５分ずつ)、視覚化法が気に入ったら、これはまるでご褒美のようなものです。何かの活動の後にゆっくり座ってお茶を飲むときなどに、頭の中のイメージに浸ることができます。

視覚化法からより効果を得るために

視覚化法をはじめる前に、その内容をじっくり考えることが大切です。映画監督になってください。あなたを穏やかにさせ、落ち着かせるために、一番よい想像上の「場所」を見つけてください。

そのために、以下の質問に答えましょう。

1．自分はどのようなことで緊張するのか

「仕事が多すぎること」、他人からの要求、それとも自分に対する期待でしょうか。あるいは、がんの再発でしょうか。騒音、人ごみ、それともひとりになることでしょうか。例えば、仕事を重荷に感じたり、要求が多すぎると感じるときに緊張するなら、砂浜で自分がのんびり寝そべっているところを想像するのは、あまりに現実とかけ離れているかもしれません。また、とても行動的な人の場合は、ただ横になっていると想像するだけで、更に緊張するかもしれません。その場合は、南国のビーチで貝を探しながら散歩したり、水を感じながら波間を泳いでいるところを想像するとよいでしょう。また、ひとりでいることが苦手な場合、人のいない南国の砂浜で寝そべることを想像すると余計に緊張するかもしれません。その代わりに、スペインの人出の多いビーチで、笑い声や話し声が聞こえる中、人々がボール投げや水の掛け合いをしているところを想像する方がよいかもしれません。基本的には、あなたに効果のあるものを見つければよいのです。あなたをリラックスに導く、想像上の場所を。

2．自分が緊張しているとき、体はどんな状態になっているか

体が熱く、イライラ、ざわざわしますか？　それとも、行動が鈍くなりますか？　もし緊張しているときに体が熱くなるのなら、太陽のさんさんと照る南国のビーチにいるところを想像するよりも、木陰や涼しい風の吹き抜ける海辺の方がよいかもしれません。自分の家の中の心地よい場所にいるのを想像してもよいのです。一般的に理想化されている、贅沢な無人島のイメージは、あなたには効果はないかもしれません。要は自分に合ったイメージを作ることです。

視覚化する場所

以下は、がんを経験したさまざまな人が視覚化のときに使って、よかったと言った場所の例です。

・想像上の南の島のビーチ
・イタリアの丘にある、海や湖に面したプール
・スコットランドの雄大な山々を背景に、波がゆらぐ湖
・差し込む陽の光が木々の葉をまだらに照らす5月のブルーベル（訳注：紫色の釣鐘型の花）の森
・湖の岸辺のキャンプ場
・雪をかぶったアルプスの山々
・地元の公園のお花畑
・休暇でよく行くお気に入りの場所に向かうフェリーの船着き場
・子ども時代に大好きだったツリーハウス
・子ども時代によく訪れた祖父母の家
・地元のプール
・裏庭
・市民菜園
・お気に入りのアート・ギャラリー
・豪華なダブルベッド
・居間にあるお気に入りのひじ掛け椅子

視覚化法のやり方

基本的には、自分の身の回りからは距離を置くことです。この方法は、注意が必要なとき――交通渋滞に巻き込まれているとき、主治医や看護師と話しているときなど――には使えません。しかし、難題をこなして少し休憩するときには、非常に適した方法です。何度も言いますが、決まったやり方はありません。「ゆっくり呼吸」や、筋弛緩法の後で視覚化法をするのをお奨めしますが、前準備なしで視覚化法をしても問題はありません。

1．**心の中であなたの好きな場所を思い描き、できるだけはっきりとしたイメージを浮かべましょう**：あなたは今、どこにいますか。何が見えますか。
2．**他の感覚も総動員してください**：あなたが思い浮かべている場所では、どんな音、匂い、味、感覚がありますか？　多くの感覚を使うほど、没頭でき、イメージはより詳細になり、心は落ち着き、その効果が長持ちします。

具体例

お花畑

例えば、あなたは近所の公園のお花畑にいるとしましょう。花がどう並んでいるか、花の色、花を囲む柵、花壇の側を歩く人の姿などを想像してください。次に、何が聞こえるかを想像してください――鳥のさえずり、砂利の音、赤ちゃんのキャッキャッと騒ぐ声、遠くに聞こえる車や電車の音など。あなたは何を感じますか？　身に付けている服、空気の暖かさや冷たさなど――花壇の側を歩いている自分を想像してください。足の裏に感じる砂利や石ころ、肌に触れる暖かい（涼しい）風など。どんな匂いがするでしょう。漂う花の香り、バラと百合の香りの違いがわかりますか？　草は刈り取ったばかりですか？　すれ違った人の香水の香りはしましたか？　最後に、味はどうでしょうか。ハッカ飴をなめていますか？　アイスクリームをなめていますか？　コーヒーを飲んでいますか？　運ばれてきた花の香りは、何かの味を連想させましたか。

秘訣▶

時間をかけましょう

この方法がすぐにうまくできるとは思わないでください。このレベルの視覚化に至るには、時間がかかり、多くの練習が必要です。努力する価値は十分ありますが、必ずしもこのレベルに達するとは限りません。視覚化が得意な人でも、うまくいかない日もあります。周りの物事に邪魔されて集中できないこともありますし、自分が生み出そうとしているイメージが、しょっちゅう変わることもあります。そうなっても心配することはありません。よくあることです。あなたの生み出そうとしているイメージを変えてみましょう（視覚化する場所をひとつに限定する必要はありません。たくさんあった方が楽しいのではないでしょうか）。あるいは、元のイメージに戻すのもよいでしょう。集中できないからといって、自分を駄目だと決めつけないでください。また集中すればよいのです。どんなにやっても駄目だったら、しばらくしてからまた取り組みましょう。次はうまくいくかもしれませんから。

事　例

リンダ（60歳、乳がん）

涼しくなる視覚化

リンダは私の所へ来る4年前に治療を終えていました。彼女は結婚しており、キャリアウーマンとしてフルタイムで働き、病気後の生活にとてもうまく適応していました。ただ、6ヵ月ごとの検診が近づく度に、とても不安になっていました。

そのため再検診の診察中に、ホットフラッシュが起き、赤面してしまうのです。こうしたほてりと赤面は、ストレスを感じる他の場面——役員会や人前で話さなければならないとき——にも、生じていました。

リンダは、自分の熱さと顔色ばかり気になっていました。主治医と会ったときも、話の内容に集中できませんでした。その医師は、彼女が話に集中できず不安げなのをみて、私の所へ行くように提案しました。

➡

リンダは、ストレスが生じる状況をうまく乗りきれるように、リラックス法を学びたいと考えていました。彼女は仕事や検診の前に、自分を励ましながら「ゆっくり呼吸」を行うと、とても効果があることに気づきました。しかし、一番気に入ったのは視覚化でした。

自分の体温が上がってくるのを感じると、リンダはすぐに「ゆっくり呼吸」を行い、自分が山の渓流で水をピチャピチャさせているところを想像しました。彼女はこの方法の達人となり、視覚化するのに1分もなくても（例えば、専門医と話している最中）、自分の手を冷たい山の渓流に浸しているところを想像し、その後、手で自分の顔をこすると顔に冷たい水がかかっていると感じられるまでになりました。この視覚化の「救急版」が身につくまで、かなりの練習が必要でしたが、問題を大幅に改善できました。リンダのほてりと熱さに対する不安はほとんどなくなり、目の前のことにじっくり集中できるようになりました。

リラックス法　その４：マインドフルネス

このリラックス法の原点は仏教にあります（このことで不安にならなくても大丈夫です）。リラックス法と簡単な瞑想を統合することにより、先々（または過去）について思いわずらうことなく、「今、ここ」に集中できるようになります。これは、実態のないあやしげな方法ではありません。マインドフルネスは、がんを経験した後の困難への対応に非常に役立つという科学的な証拠がちゃんとあります。

基本的な考え方はとてもシンプルです。過去のことを考え続けたり、将来起こりそうなことを考えると、緊張、不安、苦悩を招きやすい、ということです。単に「今、ここ」に在ることを学ぶことは、とてもためになります。マインドフルネスを用いている人は、どんなストレスに直面していても、この方法で穏やかで落ち着いた感覚を得られる、と言います。

マインドフルネスによって、次のようなことができるようになります。

・自分の考えや行動を判断しない（他人の考えや行動に関しても同様です）。
・自分自身、自分の考え、自分の反応を、ありのまま、起こるがまま、ただ観察する。
・自分の感覚——視覚、音、味、手触りに集中し、「今、ここ」に焦点を当てる。

マインドフルネスは、いわゆる特別な何かを感じることではありません。何も判断せずに、今、起こっていることを観察することです。

秘訣▶

ただ気づけばいい

浮かんできた思考をあえて無視するのではなく、また、それについていろいろ判断するのでもありません。思考が浮かんでもそれに気づくだけで、判断や点検はせずに、その思考が浮かんでは消えていくのを見守るだけです。

マインドフルネス1：呼吸することに意識を向ける

マインドフルネスのテクニックの最初の例である、呼吸すること自体に意識を向ける方法は、「ゆっくり呼吸」（本書338～9ページ参照）と似ていますが、強調する点が異なります。緊張への対処を目指すのではなく、呼吸そのものに意識を向けるのです。心に浮かぶ雑事を除きながら、その瞬間に集中します。自分の呼吸に意識を向けていると、呼吸そのものが変化する場合がありますが、これにも正しい方法や間違った方法はありません。自分がどのように呼吸しているか、どう呼吸を変えようとしているか、などの判断も行いません。ただ、呼吸を観察するだけです。

1. 心地よい体勢をとり、静かに目を閉じます。
2. 自分のお腹に意識を向けます。息を吸うとお腹がふくらみ、吐くとお腹が引っ込むことに注意を向けてください。
3. 自分の息の波に乗るように、呼吸と共にいるようにしてください。
4. 思考がさまよいだしたら（必ずさまよいます）、判断せずにまた呼吸に意識を戻すようにします。その都度、これを繰り返してください。最初のうちは、何度も繰り返すことになるでしょう。

5．毎日、5～10分これを練習しましょう。

6．他には何もせず、ただ自分の呼吸に焦点を合わせると、どんな感覚が生じるかを観察しましょう。

マインドフルネス2：食べ物を使った練習

この練習の意図は、心を今現在の細部――最小で単純なもの――に集中すると、心を穏やかにする効果があるのを体感することです。この練習は、子どもの頃のことを思い出させると言われています――多くの人は、子どもの頃、周りの世界にたいへん興味を抱いていたことを思い出します（幼い子どもと一緒に道を歩くと、どれほど時間がかかるかを考えてみてください――子どもは、花や葉っぱ、レンガや虫など、すべてのものに興味を示します）。再度言いますが、このような行動は心をとても穏やかにします。

この練習をするには、1粒のレーズン、ベリー類、またはナッツなどの小さな食べ物を用意します。

1．その食べ物を持って、生まれて初めてそれを見たかのようにじっくり観察しましょう。

2．手に握っている食べ物はどんな感じがしますか。温かいですか。色、手触り、匂いはどんな感じでしょう。

3．あなたがその食べ物、またはこの練習に対して感じたことを意識してください。判断はせずに、その感じだけを受け入れてください。

4. 口元にその食べ物をもっていきましょう。自分の動きを意識してください。口元までもっていったら、そこで一呼吸置きましょう。どんな感じですか？　ご自分の唇と口はどんな反応を示したでしょうか。口はどんな感じがしますか？　舌はどこにありますか？　唾液は出ていますか？

5. その食べ物を口に入れて、しばらくそのままにします。噛みたいという欲求が出たことに気づいたら、ゆっくり噛んでみましょう。口の中に広がる味と感覚に意識を集中します。口がどんな反応を起こすか、食べ物が舌でまぜられるにつれ、噛みごたえや味がどう変化していくかに注意しましょう。

6. 飲み込みたいという欲求が出てきたらそれを意識します。よく噛んだナッツ、ベリー類、あるいはレーズンを飲み込んだときにどんな感じがするかを意識しましょう。

7. 自分の体がレーズン、ベリー類、あるいはナッツになったと想像し、感じてみてください！

いつマインドフルネスを用いるか

マインドフルネス法の１と２は、何かを考え続けるのに疲れたときや、単にあるがままでいたいと思ったときに使うとよいでしょう。このリラックス法に習熟するには、多くの時間と練習が必要です。非現実的なことを期待して、自分にプレッシャーをかけすぎないように気をつけましょう。ほぼ毎日、５分か10分このリラックス法を行えば、１、２週間で心が穏やかになることを実感できると思います（もちろん効果が表れる時間は人によって異なり、できるまでに時間のかかる人もいます)。もしマインドフルネスに興味が出てきたら、より深く知るための本や講座もあります（下記を参照してください)。

マインドフルネス：次のステップ

マインドフルネスについてもっと知りたければ、Jon Kabat-Zinn の *Full Catastrophe Living: Using the Wisdom of Your Body and Mind to Face Stress, Pain and Illness*（Piatkus, 2001）をお奨めします（『マインドフルネスストレス低減法』春木 豊訳、北大路書房)。著者のジョン・カバットジンは医師で、心理的なサポートのためにマインドフルネスを発展させた人です。この本で、著者はマインドフルネスの原則を非常にわかりやすく説明し、日々の生活で実践的に使う方法を紹介しています。

「リラックス」のための、あなたの道具

リラックス法には多くの種類があり、非常に素晴らしい効果を発揮するものがたくさんあります。ここで紹介したものはわずかですが、とてもよいものです。なぜなら、教えてくれる人がいなくても簡単に学べますし、それでいて、とても効果的だからです。リラックス法についてさらに学びたい、または自分なりのリラックス法を見つけたい人は、お住まいの地域の施設などで、リラックス法の講座を探してみるのもよいでしょう。がん患者支援センターのような所でも、リラックスの講座を開いているでしょうし、他の役立つ情報も教えてもらえるでしょう。

かつてのように、そのような講座に行くのをためらわないでください。あなたは、とても大きなことを乗り越えたのです。そして、今、新しい状況に置かれています。今直面していることに取り組むには、新しい道具が必要です。以前だったら見過ごしていたもの――瞑想、ヨガ、ストレッチなど――に出会えるかもしれません。また、補助的な療法――リフレクソロジー、アロマセラピー、レイキなど――も、あなたが心から求めている解放感や、やる気をもたらしてくれるかもしれません。

リラックス法は、がん治療を終えた後に必要な道具の中でも重視されるべきものです。一度身につければ、生活の中で直面するいろいろな問題にうまく対処できるようになります。ですから、ぜひリラックス法を身につけてください。それを身につけたとき、どれほどよい気持ちを味わえるかに、きっと自分でも驚くことでしょう。

家族、友人、ケアをする人へ：リラックスの手助けとしてできること

リラックスの手助け：やっていいこと・いけないこと

「リラックスして！」とは**言わないこと**。人に「リラックスして！」と言うと、正反対の効果をもたらします。その代わり、リラックス法を習い、練習することを**促しましょう**。

相手がストレスでぐったりしているとき、リラックス法をやれ

と言うのはやめましょう（「深い呼吸法はできないの？」）。そのリラックス法を使っても効果がなかったら、気まずい思いをします。その代わり、

どんな状況においても、できるだけ先を見越して**計画を立てておきましょう**。例えば、病院での再検査など、相手がストレスの大きくかかる場面に直面することがわかっていたら、不安や緊張をやわらげるにはどんなリラックス法を用いたらよいかを事前に話しておきましょう。

リラックスの手助けをするための４つの方法

1. **リラックスしやすい環境を整えましょう**。周りの騒音を最小限にする、心が落ち着く音楽をかける、照明を暗くする、気が散るようなものを置かないなどです。このように環境を整えるだけで、この章で示した深いリラックス法を身につけやすくなります。
2. **リラックス法の練習に一緒に参加しましょう**。これは、あなたにも相手にもよいことですが、必ずあなたが一緒にいてもOKか、もしOKなら、一緒に練習するのがよいのか、それとも自分にリラックス法の説明を読み上げる役をして欲しいのか、時間を管理する役をして欲しいのか、などを確認しましょう。
3. **地域にどのようなサポートがあるかを調べましょう**。地域のがん患者支援センターでは、リラックス法の講座を開いていますか？　近くにヨガや瞑想の教室はありますか？　もしあ

るなら、その教室はがんを経験した人にも適しているでしょうか。がんを経験した人たちにとって、初めて出会う人に自分の病歴を話して、その結果、そこが自分に適していないとわかるのはつらいことです。あなたがその人の代わりに情報を集めるのがよいでしょう（もちろん、そうした情報を集めることに相手の同意を得る必要があります）。

4. **一緒にリラックスする時間をもちましょう。**一緒にリラックスすることは、実に価値のあることです。ふたりが好きなことで、落ち着いた気持ちになれることを見つけましょう。例えば、田舎道を散歩したり、アート・ギャラリーに行ったり、映画を観に行ったり、トランプをしたり（競争意識をあまりもちすぎないように！）、庭仕事をしたり、一緒に食事をしたり、お気に入りのテレビ番組をみたり、といったことです。このようなときには（これは言うは易く行うは難し、ですが）、なるべくストレスになる難しい話題は避けましょう。話し合うべきことや決めるべきことはたくさんあるでしょうが、それらは別のときまでとっておきましょう。リラックスする時間はリラックスするためだけに使いましょう。

おわりに

この本を通して、とりあえずは、がんを経験したがために、あなたの頭がおかしくなったわけでも、あなたが弱いわけでも、あなたが他の人とは「違う」わけでもない、ということを示せたのではないかと思っています。今この瞬間にも、何万人もの人が、あなたと似たような、がんの治療をひとまず終えた後の気持ちと戦っています。

この本のはじめに出てきた、がんという嵐にもまれるボートの話に戻りましょう。ボートは確かに壊れてしまいました。でも今のあなたは、自分の気持ちを修理する道具を手に入れました。自分で直すことができるのです。そして、港にたどり着くための、地図も設備もあります。

この本で「試してみましょう」として紹介した練習のどれかを実際にやってみた、あるいは、自分の偏った「思考の罠」に気づいたのであれば、あなたはすでに目的の港に向かって漕ぎ出しています。誰も、一夜にして、突然、あなたが「前の自分」と同じだと感じることは期待していません。がんになる前のあなたになれる、即効薬や魔法をくれる人は誰もいません。しかし、今のあなたは、前向きで、力強く、現実的で、しかもあなたにふさわしい新しい道を見つけることができるはずです。まだどこを目指したいのかを考えていないのであれば、はじめるのは今です。

あなたがボートを修理して、港にたどり着けるまでに、何週間、何ヵ月、あるいは何年かかるかは、誰にもわかりません。その頃には友達や家族は手を振るのをやめているかもしれません。ときにはあまりにも長くかかるような気がするかもしれません。また、非常につらいと感じるかもしれません。でも大丈夫、あなたは絶対そこにたどり着けるのです。そこにたどり着いたときには、景色が様変わりしているかもしれません。異国に来たように感じるかもしれません。そしてあなたが元気になるにつれ、必要なことも変わります。新しい課題に遭遇し、違った感情を経験するでしょう。そうなった場合には、秘訣や力づけの言葉を求めて、あるいは新しい対処方法を試すために、この本にまた戻ってくる必要が生じるのではないかと思います。

あなたはたいへんなときを過ごしてきました。今は順応しながら、着実に進んでいけます。これからも、あなたはひとりではない、ということを決して忘れないでください。少なくとも、この本という仲間がここにいるのですから。

参考情報

＊相談窓口＊

がん情報サービスサポートセンター

（国立がん研究センター）

http://ganjoho.jp/support_center.html

電話（ナビダイヤル）0570-02-3410

全国のがん相談支援センターの紹介や簡単な相談を受け付ける。

がん相談支援センター

（全国のがん診療連携拠点病院に設置）

http://hospdb.ganjoho.jp/kyotendb.nsf/xpConsultantSearchTop.xsp　から検索可能

電話（ナビダイヤル）　0570-02-3410（近くの相談窓口を紹介）

受付時間：平日10:00〜15:00（土日祝日、年末年始を除く）

誰でも無料で利用できるがんの相談窓口。その病院の通院患者でなくても利用可。多くのセンターでは、がんについて詳しい看護師や、生活全般の相談ができるソーシャルワーカーなどが相談員として対応。

がん相談ホットライン
（公益財団法人日本対がん協会）
電話　03-3562-7830
受付時間：毎日（祝日を除く）10:00〜18:00

くらしの保健室
（株式会社ケアーズ　白十字訪問看護ステーション）
http://www.cares-hakujuji.com/services/kurashi
電話 03-3205-3114／E-MAIL hokenshitu@kjc.biglobe.ne.jp
がん患者とその家族の相談（平日13:00〜16:30受付）
お茶を飲みながらゆっくりすごせる地域の人々に開かれた場所。

＊がんを経験した人向けの情報＊

「心のケア」に関する情報
（国立がん研究センターがん対策情報センター）
http://ganjoho.jp/public/support/mental_care/index.html

もしも、がんと言われたら —— まず、心がけておきたいこと
（編著 : 国立がん研究センターがん対策情報センター）
http://ganjoho.jp/public/support/moshimogan/index.html

患者必携がんになったら手にとるガイド 普及新版 2013
(編著：国立がん研究センターがん対策情報センター)
http://ganjoho.jp/public/qa_links/hikkei/hikkei02.html

リリーがん情報タウン　こころの広場
(日本イーライリリー株式会社　オンコロジー事業本部)
https://www.lillyganjohotown.jp/mind/
がんとこころのケア、誰もがたどる心身の変化などの情報。

がんと上手につきあう方法〜ストレス解消法や心の健康法
(発行：静岡県立静岡がんセンター)
http://cancerqa.scchr.jp/pdf2/syo_gantojouzuni.pdf

患者・家族のコミュニケーション
(発行：静岡県立静岡がんセンター)
http://cancerqa.scchr.jp/pdf2/syo_komyunike.pdf

がんとこころの基礎知識
(がん患者さんとご家族のこころのサポートチーム、一般社団法人日本サイコオンコロジー学会)
http://support.jpos-society.org/manual/

こころやコミュニケーションのサポート
(ノバルティス ファーマ株式会社 〜がん領域への取り組み〜)
http://www.novartisoncology.jp/patients/support/index.html

がん患者さんとご家族のコミュニケーションやこころ、治療との向き合い方をサポートする冊子や動画を多数掲載。

がんになったとき、親に伝える？　伝えない？　どう伝える？

（こころやコミュニケーションのサポート サイト内）

http://www.novartisoncology.jp/patients/support/pdf/parentsfinal.pdf

私だって知りたい！〜親ががんになったとき 子どもに何を伝え、どう支えるか〜

（こころやコミュニケーションのサポート サイト内）

http://www.novartisoncology.jp/patients/support/pdf/hopetree.pdf

私の心に響いた一言

（こころやコミュニケーションのサポート サイト内）

http://www.novartisoncology.jp/patients/support/pdf/mind.pdf

患者さんやその家族等が、言われて安心、勇気、力をくれた一言の紹介。

BreCare Garden　ブレケアガーデン

（エーザイ）

http://brecaregarden.jp/index.html

乳がんの治療中や過去に乳がんを経験された方が、治療中・治療後に感じる生活上の悩みをサポートするための情報。

http://brecaregarden.jp/hospital/hospital01.html
「乳がん患者さん400名の生活ニーズ調査」に基づき、がんを経験した人のアイデアや工夫、専門家のアドバイスやメッセージ等を、カテゴリごとにまとめた冊子をPDFで提供。

乳がん　みんなでつくる知恵袋～がんになっても私らしく～「こころ編」
（BreCare Garden　ブレケアガーデン サイト内）
http://brecaregarden.jp/pdf/TU1002AKA.pdf
がんに罹患したことによる自分の体に関する精神的な不安に加え、家族や職場、友人関係など、周りとのコミュニケーションに関する不安に、自分の気持ちを大切にし、周囲の人たちと付き合っていくためのアドバイスを紹介。

がん情報ビデオライブラリー
http://www.cancernet.jp/video

『わたしも、がんでした。がんと共に生きるための処方箋』
国立がん研究センターがん対策情報センター編著　日経BP社

＊周りの人のための情報＊

家族ががんになったとき：患者さんを支える6か条
（国立がん研究センターがん情報サービス）
http://ganjoho.jp/data/public/qa_links/brochure/odjrh3000000pusy-att/201.pdf

身近な人ががんになったとき：地域・職場・学校で役立つがんの知識と情報

（国立がん研究センターがん情報サービス）

http://ganjoho.jp/data/public/qa_links/brochure/odjrh3000000pusy-att/207.pdf

「ご家族の方へ」(リリーがん情報タウン　こころの広場　サイト内)

https://www.lillyganjohotown.jp/mind/family/

もっと知ってほしい、大切な人ががんになったとき（すべてのがん）

（NPO 法人キャンサーネットジャパン）

http://www.cancernet.jp/caregiver_allcancer

もっと知ってほしい、大切な人ががんになったとき（女性のがん）

（NPO 法人キャンサーネットジャパン）

http://www.cancernet.jp/caregiver_women

わたしはどうしたらいい？　～家族が“がん”になったときどのように受けとめ、支えていくか～

（こころやコミュニケーションのサポート サイト内）

http://www.novartisoncology.jp/patients/support/digitalbook/family/_SWF_Window.html

Hope Tree（ホープツリー）

http://www.hope-tree.jp

がんになった親を持つ子どものサポートに関する情報を提供。

だれも分かってくれない！：思春期の子どもにとって、親ががんの患者であるということ。
（こころやコミュニケーションのサポート サイト内）
http://www.novartisoncology.jp/patients/support/pdf/nobody.pdf

がんはどんな病気？～親ががんになったときに知っておいてほしいこと～
（こころやコミュニケーションのサポート サイト内）
http://www.novartisoncology.jp/patients/support/pdf/hopetree02.pdf

『がん患者の<幸せな性> ―― あなたとパートナーのために』
アメリカがん協会編　高橋都・針間克也訳　春秋社

＊専門的な情報＊

『がん患者の心を救う ―― 精神腫瘍医の現場から』
大西秀樹著　河出書房新社

『がんサバイバー ―― 医学・心理・社会的アプローチでがん治療を結いなおす』
Kenneth D . Miller 編　監修：勝俣範之　金容壱／大山万容訳
医学書院

『実践がんサバイバーシップ —— 患者の人生を共に考えるがん医療をめざして』
　監修　日野原重明　編集　山内英子／松岡順治　医学書院

日本サイコオンコロジー学会
　http://www.jpos-society.org/
　サイコオンコロジー（腫瘍精神学）は1980年代に確立した新しい学問。がん患者と家族の心理・社会・行動的側面など幅広い領域での研究・臨場実践・教育を行っている。

（2015年６月現在の情報に基づく）

訳者あとがき

この本の原書を読むと、私はとても癒される。登場する人たちが、私自身だけでなく、母や友人たちと重なる。本書を翻訳するきっかけとなったのは、この本を日本語にして、同じような思いをしている人たちとぜひ共有したいという気持ちからである。人生、そしてがんの先輩でもある母は、検査が近づくと「私は気が弱いから、気が気じゃない」とため息をつく。不安を感じるのは、自分が弱いせいだと思い込んでいる。そんな母も、不安になるのは当たり前だとわかれば、そこまで自分を責めなくてすむのではないか。また、元気に退院した後、落ち込んでばかりの自分に納得できず、私は弱虫だと言いながら逝ってしまった友人を思い出す。あの頃、この本があれば、と思わずにいられなかった。

がんの嵐に遭遇し私のボートが壊れたのは2011年のこと。症状はなかったが、検査でがんがみつかり、手術と化学療法を受けた。

本書に登場する人たちのように、目の前の治療に向き合った。予定通りに終えられたことを支えに、普通の生活に戻った。

数ヵ月後、海外の学会に参加した。着いた夜、疲れを感じたが、長旅だったから、と気にしなかった。翌日、会場に入ったとたん、体が燃えるように熱くなり、熱を計ったら39度。その後の数日間はただ寝て過ごした。日本に戻って入院したが、熱が下がらない。がんの治療中より、ずっとつらく感じられた。退院した後も、なかなか立ち直れなかった。普通に戻ったはずなのに、自分の体は元通りでないと思い知らされたからである。幸い徐々に元気を取り戻したが、あのときの落ち込みと不安は忘れられない。

1年近くたったある日、*The Cancer Survivor's Companion* という本が家に届いた。パートナーが私の治療中に注文したという。本書の原書である。今更？と思いながら読むうちに、ぐいぐいと引き込まれていった。事例に出てくる人たちに親近感を覚え、著者たちの温かい言葉に涙が出た。海外に行った後に経験した、ひどい落ち込みの理由がはじめて理解できた。元気に過ごしていても、突然不安におそわれる自分を、見つめ直せるようなった。

不安を口にすると、がんに縁のない人たちは、「そういう考え方をするから、がんになるんじゃない？」と言う。でも本書は違う。「そう考えてしまうのは当然」と認めてくれ、「悪いことを考えたからといってそれが本当になるわけじゃない」と断言してくれる。「体が熱い」「下腹部にしこりがある、恐れていたことが起きたんだ」と、何度も病院に駆け込んだ私を責めることはしない。「こんな本を出版したら、次の検査でひっかかるのではないか」という思いに対し、「ちょっと待って。がんについての本を訳して出版することが、再発につながる証拠はどこにある？」と問いかけ、こうした「思考の罠」に陥らないための方法も教えてくれる。翻訳の過程で読み返すたびに、本書のすばらしさを確認した。

本書の翻訳は、本書の話をしたときから関心を示してくださった千年よしみ氏と、出版の相談をさせていただいた西村周三氏との共訳で進めていった。分担して下訳を行い、互いに読み合って修正を重ねて完成させた。仕事との兼ね合いで2年以上かかったが、おふたりのおかげで出版にこぎつけることができた。まだ日本語のこなれていない箇所など、目につくところも少なくないが、本書から私が得た、癒し、安心感、元気を、ひとりでも多くの方に感じていただき、少しでも気分よく過ごすことに役立てていただければ、訳者としてこの上ない喜びである。

どうにか翻訳を終えられたのは、たくさんの方の励ましのおかげである。杏雲堂病院の医療チームと治療中に出会った方々、どこかで本書を目にしてくださるという想いで、訳を続けました。思い出の中の新川将江さん、愛くるしい笑顔と励ましの言葉に翻訳を後押しされた気がします。大切な研究仲間や友人たち、両親、そして人生のパートナー、本当にありがとう。　（釜野さおり）

釜野さんから「これ、すごくいいよ」と本書の英語版を渡された時、正直、それほどは期待していなかった。でも、「第1章　不安」を読みはじめたら、もうとまらなくなってしまった。誰にでも身に覚えのある、「不安」や「落ち込み」といった気持ちに対し、第三者の目で自分の状況を観察し、科学的に根拠のある方法を用いて、そこから1歩ずつ脱出する方法を教えてくれる。がんを経験した以外の人たちにも、広く役立つことを直感した。

最初は、病院の待合室に置いてもらえれば、程度に考えていたが翻訳作業が進むにつれ、出版したいという気持ちが高まって来た。至らないところはまだまだたくさんあるが、無事、ここまでこぎつけられたことは、正直嬉しい。本書が、多くの悩める人たちの仲間となってくれれば、望外の喜びである。

（千年よしみ）

恥ずかしながら、私は本書を手にするまでは、がん患者さんの気持ちを察することに関心がなかった。元の職場の同僚の釜野さんから原著を紹介されて、興奮しながら一気に読み終え、私も翻訳に関わりたいと強く願った。その語り口がとてもフレンドリーで、リアリティに富んでいたからである。わずかの部分しか翻訳に関わらなかったけれども、がん患者さんだけでなく、多くの方々に読んでいただきたいと願っている。（西村周三）

最後に、訳者一同より、医療全般の監修をしてくださったIMS（イムス）グループの中村哲也理事長、気長に見守ってくださり適切な助言をくださった担当編集者の中川原徹氏、編集にご協力いただいた萩尾行孝氏、日本ユニ・エージェンシーの栗岡ゆき子氏に、心より感謝申し上げます。そして、面識のない私たちからのアプローチにもかかわらず、快く推薦を引き受けてくださった、国立がん研究センター・がんサバイバーシップ支援研究部の高橋都部長に、厚く御礼を申し上げます。

2015年7月吉日

監修者紹介

中村哲也（なかむら・てつや）

1989年、帝京大学医学部大学院修了。1991年、板橋中央総合病院院長就任。

2006年、関東・東北・北海道に複数の医療法人を有する IMS グループ理事長に就任。

2007年、板橋中央総合病院総院長となる。

現職として、アジア慢性期医療協会理事長、全国公立病院連盟常務理事、板橋中央看護専門学校、イムス横浜国際看護専門学校の校長などを兼ねる。

訳者略歴

釜野さおり（かまの・さおり）

スタンフォード大学大学院社会学研究科博士課程修了（Ph.D）

現職　国立社会保障・人口問題研究所人口動向研究部室長

専門　社会学（主な関心領域：家族、ジェンダー、セクシュアリティ）

千年よしみ（ちとせ・よしみ）

ペンシルバニア州立大学大学院農村社会学・人口学博士課程修了（Ph.D）

現職　国立社会保障・人口問題研究所国際関係部室長

専門　社会人口学（主な関心領域：国際移動、家族）

西村周三（にしむら・しゅうぞう）

京都大学大学院経済学研究科修士課程修了、経済学博士

京都大学経済学部教授、京都大学副学長、国立社会保障・人口問題研究所所長等を経て、現在、一般財団法人医療経済研究・社会保険福祉協会医療経済研究機構所長

専門　医療経済学

ひとまずがんの治療《ちりょう》を終《お》えたあなたへ

2015年７月24日初版第１刷発行

2017年１月25日初版第２刷発行

著　者　フランシス・グッドハート、ルーシー・アトキンス

監修者　中村哲也

訳　者　釜野さおり　千年よしみ　西村周三

装　幀　柴田淳デザイン室

発行者　佐藤今朝夫

発行所　株式会社 国書刊行会

〒174-0056 東京都板橋区志村１-13-15

TEL 03（5970）7421　FAX 03（5970）7427　http://www.kokusho.co.jp

印刷・製本　三松堂株式会社

ISBN 978-4-336-05806-5